U0077166

防疫抗癌！最強蔬菜湯

簡單卻超有效

熊本大學榮譽教授 前田 浩
料理研究家 古澤靖子

瑞昇文化

前言

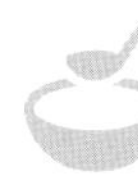

癌症也好、感染症也好，均與「活性氧」有關

我長年從事抗癌藥劑的研究與開發工作。原本我就是一名微生物學教授，病毒與細菌的感染機轉，自然是我的研究主題。在此研究過程中，我發現癌症的發生與病毒感染，均與「活性氧」息息相關。

活性氧是一種高攻擊性的劇毒物質，會傷害細胞與基因，破壞組織，使其喪失功能。當我們體內存在過多的活性氧時，就會對基因造成損害，讓細胞突變而致癌。

至於發現感染症與活性氧的關係，則是因為一項對感染流行性感冒病毒實驗鼠的研究。

過去，細菌學上有一種定論，就是德國細菌學家羅伯．柯霍（Robert Koch）提出的「柯霍氏法則」（Koch's postulates），認為：「在病原菌（病毒）所引起的罹病部位，可以找到病原菌。」然而，感染流感病毒的實驗鼠死亡時，體內並未發現病毒。經過研究才終於知道，實驗鼠的真正死因不是病毒，而是活性氧。

當體內遭到病毒入侵，負責免疫功能（保護身體不生病的機制）的白血球會製造活性氧以殺傷病毒。實驗鼠體內產生出大量的活性氧，在攻擊病毒的同時也攻擊肺部組織，結果便引發肺炎而死。

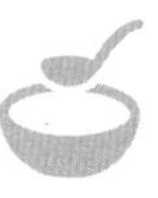

蔬菜湯是保護身體不受活性氧傷害的聖品

有一天，我在思考什麼東西可以中和或消除有害健康的活性氧時，腦中突然浮現：植物。

我們觀察植物，會發現它們具有驚人的自保能力。例如，植物對於它的最佳發芽時機，可是經過深思熟慮的，為了不被鳥類和昆蟲吃掉、不讓風霜覆蓋住等等，總是選定最安全的時機才發芽。

就連紫外線對策也沒漏掉。植物在天氣好時，從早到晚，日復一日地沐浴在活性氧發生源紫外線中，要是換成人，早就得皮膚癌了，但植物不會。

「為什麼植物不會得癌症呢？」

抱著這個簡單的疑問，我對蔬菜做了一番研究，才知道蔬菜會製造大量可消除活性氧的物質（抗氧化物質）。植物靠自己製造的抗氧化物質來抑制活性氧，於是在紫外線的持續照射下也不會罹癌。

抗氧化物質的代表，就是植物顏色、香氣、苦味等的來源「植化素」（Phytochemical）這個機能性成分。許多的植化素也稱為「黃酮類化合物」（Flavonoid），番茄的茄紅素、菠菜的葉黃素、胡蘿蔔的胡蘿蔔素等我們熟悉的蔬菜中皆含量豐富。植化素會與維生素、礦物質等數種成分合作，一起抑制活性氧的攻擊。

要有效利用蔬菜中的抗氧化物質，調理方法極為重要。

蔬菜細胞最外側的殼稱為細胞壁，構造堅固，用牙齒稍微咬一下並不會咬壞掉，但一加熱煮沸，堅固的細胞壁很快破裂，許多有效成分就被釋放到煮汁（湯汁）中。而溶於煮汁中的成分，會經由腸道被人體有效吸收。

經過各種實驗後，我終於確信：

「蔬菜湯是保護身體不受活性氧傷害的聖品。」

經過臨床試驗及實驗證明！蔬菜湯能有效預防癌症

我和美國友人於1999年在紐約的西奈山伊坎醫學院進行一項臨床介入性試驗，讓癌症患者攝取蔬菜湯。

註：蔬菜湯對人體之療效的相關論文

Alexander S. Sun等人，Phase I/II study of stage III and IV non- small cell lung cancer patients taking a specific dietary supplement. Nutrition and Cancer 34 (1) ,62-69 (1999)

Alexander S. Sun等人，Pilot study of a specific dietary supplement in tumor-bearing mice and in stage IIIB and IV non-small cell lung cancer patients. Nutrition and Cancer 39, 85-95 (2001)

對象是「非小細胞肺癌」第3b期與第4期的患者。在僅用蔬菜湯治療組，以及併用蔬菜湯與放射線治療組中，都看得到肺或腦的轉移病灶消失案例。此外，雖然病例數有限，但攝取蔬菜湯組比起一般化學治療組，生活品質明顯好很多，壽命也較長（註）。

蔬菜湯中豐富的多醣類（水溶性膳食纖維）也具有提高免疫力的功效。

有一項研究是這樣的，以高溫高壓萃取「九枚笹」這種竹葉的湯汁（萃取液，以下稱「九枚笹」），然後給實驗鼠吃，結果證實，多醣類會讓攻擊癌細胞的NK細胞（自然殺手細胞）、巨噬細胞等活性化，抑制老鼠癌細胞的產生及增生；而且得知，比起癌細胞長大後才吃，在給實驗鼠移植癌細胞前預防性地給予九枚笹，效果更好。

換句話說，預防性地攝取蔬菜湯，不但不容易罹癌，即便罹癌，也能抑制癌細胞成長而延年益壽。

我從這些研究認知到癌症的預防極為重要，且要告訴社會大眾，蔬菜湯確實能夠預防癌症。

此外，活性氧也是老化、動脈硬化、糖尿病、阿茲海默症等各種疾病的原因。因此，能夠消除活性氧的蔬菜湯，可說是預防百病的聖品。

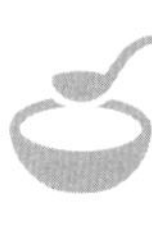

讓身體恢復元氣的「醫療級元氣湯」

還有，蔬菜湯也是一種能讓生病的人、身體虛弱的人恢復元氣的「醫療級元氣湯」。

受到手術或治療的影響而食欲不振，或是年紀大而飲食能力衰退，無法如願用餐時，就會體力虛弱，無精打采。而蔬菜湯正好能夠給虛弱的身心一個慰藉。

將蔬菜湯放進調理機中，打成濃湯，不但可口易食，胃腸也無負擔，能夠輕鬆地補充營養。

有益健康還不夠，如果料理方式很麻煩，就不容易持之以恆。本書介紹的蔬菜湯，都是使用常見蔬菜，只要放進鍋中，加水、加熱即可，人人都能上手。

要美味又富含營養成分、植化素，就要選擇時令蔬菜，尤其露天栽培的最好。覺得光蔬菜不夠的人，想要增強體力的人，可以利用高湯，或是和魚、肉一起煮。

本書介紹許多簡單又美味的蔬菜湯食譜，每一道都可再自行發揮創意。從小朋友到老朋友，從預防疾病、恢復體力，乃至長期照護等，都希望本書能讓您派上用場、助您一臂之力。

推薦語

本書為傑出學者送給大家的珍貴禮物

名古屋大學榮譽教授、愛知縣癌症中心榮譽總長
青木國雄

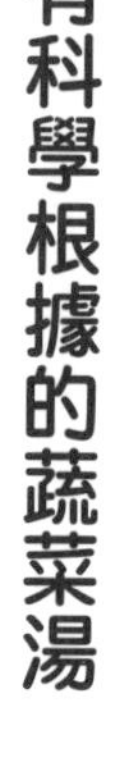

有科學根據的蔬菜湯

前田浩教授的新書《防疫抗癌！最強蔬菜湯》，內容與其說是一本營養指導書，無寧為一本預防醫學須知。

去年出版《最強抗癌蔬菜湯：世界抗癌藥研究權威傳授！一天兩碗，輕鬆預防癌症、有效改善生活習慣病！》後，讀者分享相當多的經驗談、感想文，也提出各式各樣的質疑與批評，前田教授全都一一仔細讀過，才寫出這本新書，不但內容更詳細易懂，而且加入許多具特殊功效的蔬菜湯食譜，實在是一位誠懇又極富責任感的學者。

青木國雄

1928年出生於愛知縣，1952年畢業於名古屋大學醫學部。1976年擔任名古屋大學醫學部教授（預防醫學），1987年擔任該大學醫學部長，1990年擔任愛知縣癌症中心總長。專攻流行病學、預防醫學，從事結核、癌症、疑難雜症之流行病學、預防醫學的研究。對日本流行病學會的創立居功厥偉。曾任國際抗癌聯盟（UICC）的癌症預防計畫委員長8年、常任理事8年、國際流行病學學會的理事及理事長6年，並擔任其他國際機構的幹部，致力於流行病學及預防醫學的振興工作。

本書正文，說明為何癌症等難治疾病需要攝取加熱的蔬菜湯，並且逐一提出科學根據，佐以實驗與臨床試驗的實證，外行人也能一讀就懂。

此外，還詳加說明蔬菜湯具有許多功能，例如，含有豐富的抗氧化物，可消除會傷害細胞的活性氧，含有許多與代謝相關的維生素類、礦物質類，含有豐富的多醣類（膳食纖維），可增加腸內細菌中的好菌等。並推測蔬菜湯對癌症以外的各種疾病也有效果。

前田教授稱這些蔬菜湯為「醫療級元氣湯」，說明其藥用功效，亦即對虛弱者（患者、恢復者、老人、小孩等）的體力恢復、健康的維持與增進皆有效，可以成為各家庭的新救命恩人。

為達到目的，必須對蔬菜湯的食譜下工夫。本書介紹的蔬菜湯，都是考量蔬菜的成分後加以組合，並加入高湯、魚、肉、牛奶等，調理成營養滿點的湯品，每一道皆有詳細說明，並搭配作法與用法的照片。這部分（第二章）占相當大的比例，並且放在本書中心位置，力圖符合讀者的期待。每一道食譜都是以科學根據及長年經驗為基礎所研發出來的。

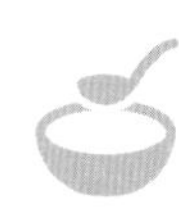

國際級學者提倡的實用性預防方法

蔬菜湯的功效良多，其中，能夠減輕抗癌藥劑的副作用，並有效防止復發這點，著實為患者及家屬帶來希望；它還具有血管舒張作用，內含的膳食纖維能夠影響腸內細菌，健胃整腸，這些功效讓受惠族群更為廣泛；而對於招來老化、阿茲海默症、生活習慣病等的慢性炎症，也有極強的抑制作用，可說是送給高齡化社會的一項大禮。除了飲食，前田教授亦強調運動、心情的重要性，因為要對付棘手的慢性病，需要相當多的對策，不盡量動用可利用的一切對策，實難克服。書中雖未提到，但應同時利用現有的各種有效對策才是王道。

前田教授是基礎生物學者、抗癌藥劑開發與癌症發病機轉研究的學者，享譽國際。他深知許多疑難雜症有其治療、對策上的限制，因此以預防重於治療的態度，致力於實用性預防方法的研究。這是一位傑出研究學者才具備的能力。

本書並非泛泛之作，而是集五十年以上研究實績的精心傑作，內容如寶石般珍貴。期望各位讀者能夠反覆閱讀，吸收這些實用的健康知識。

目次

抗癌藥劑國際權威親自傳授！
防疫抗癌！最強蔬菜湯

第1章

超簡單！三兩下就搞定的美味「蔬菜湯」食譜

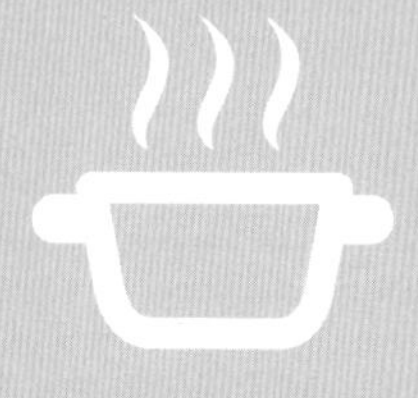

第2章 吃的小確幸！煮蔬菜湯的小訣竅與各種用途……33

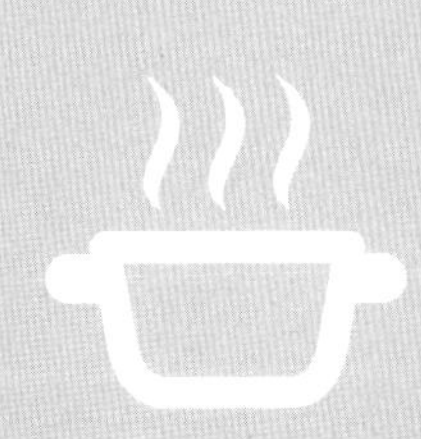

第3章

身為抗癌藥劑研發者，我之所以推薦「蔬菜湯」的理由

第 4 章

從小孩到老人都適用，讓身體恢復元氣的「醫療級元氣湯」

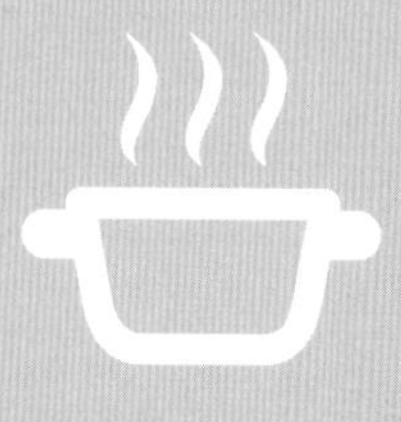

第5章 腰力和腿力都恢復了、疾病改善了！讀者的蔬菜湯體驗談

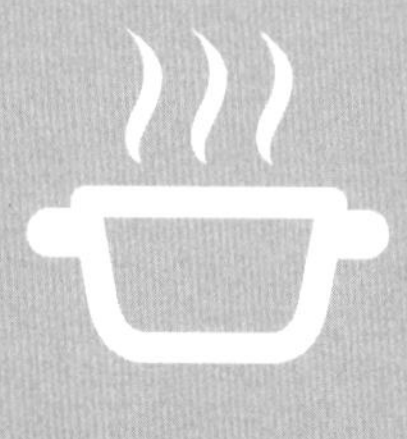

第1章

超簡單！三兩下就搞定的美味「蔬菜湯」食譜

只用蔬菜和水下去煮的超簡單蔬菜湯。
吃法有兩種，一種是保留蔬菜形狀的「好料湯」，一種是用調理機打成泥狀的「濃湯」。
在我們家，都是做成口感佳又易消化的濃湯。

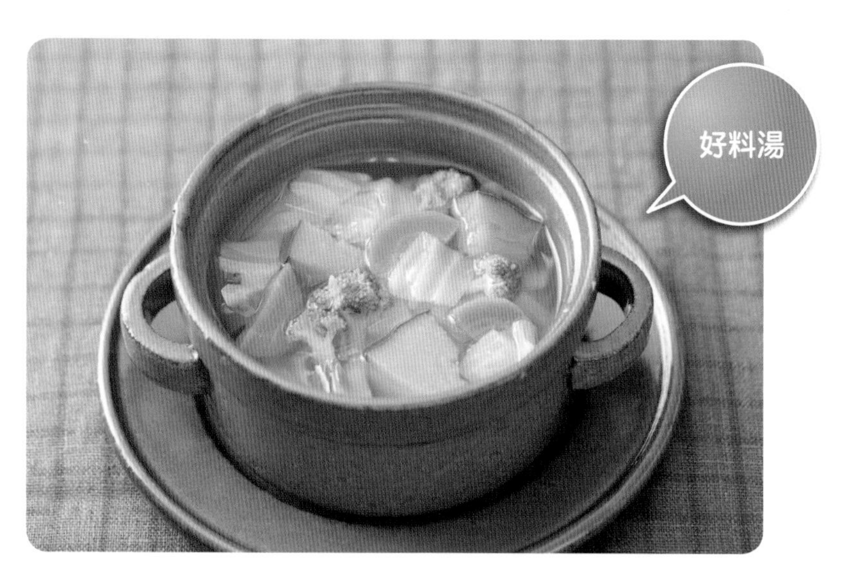

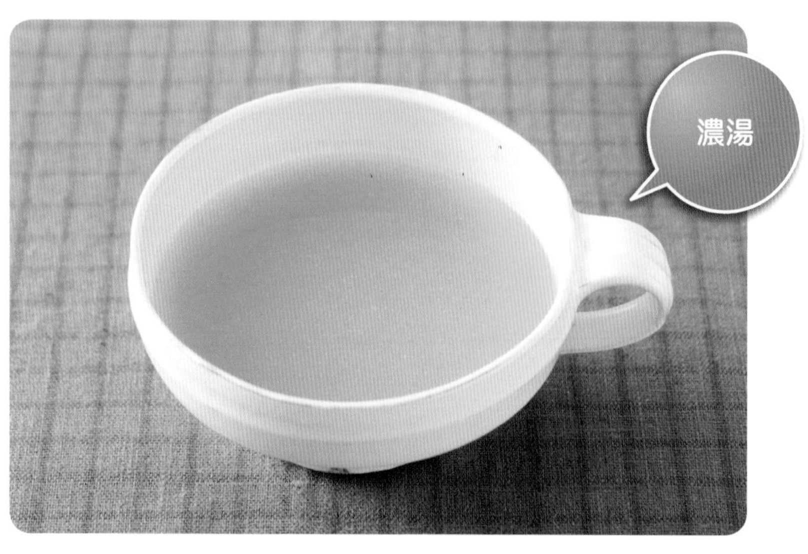

蔬菜湯
超簡單！

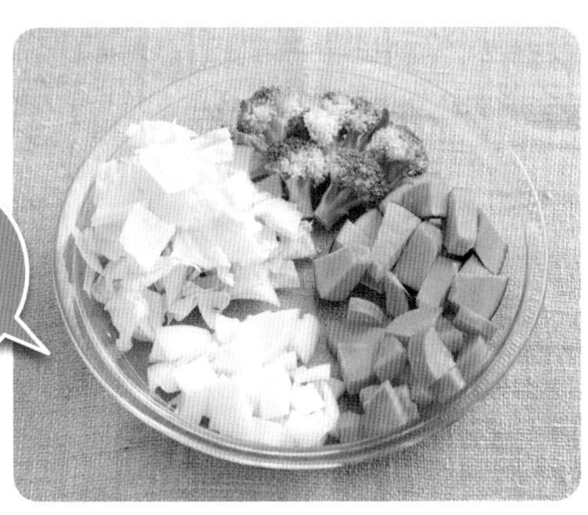

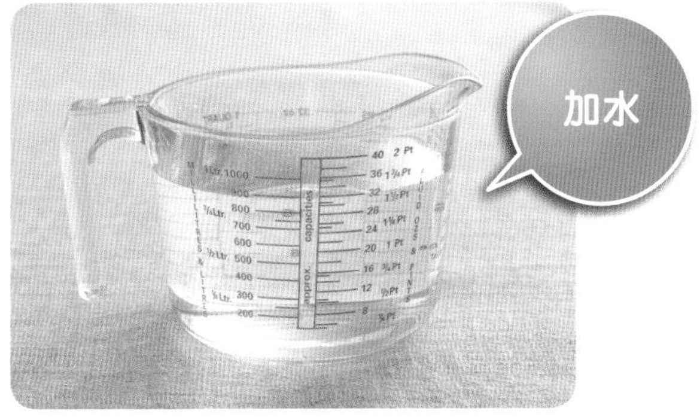

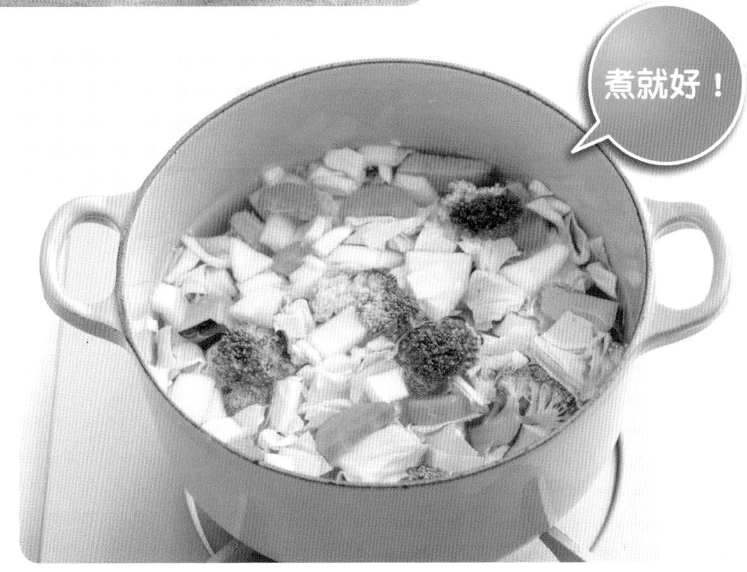

使用的蔬菜

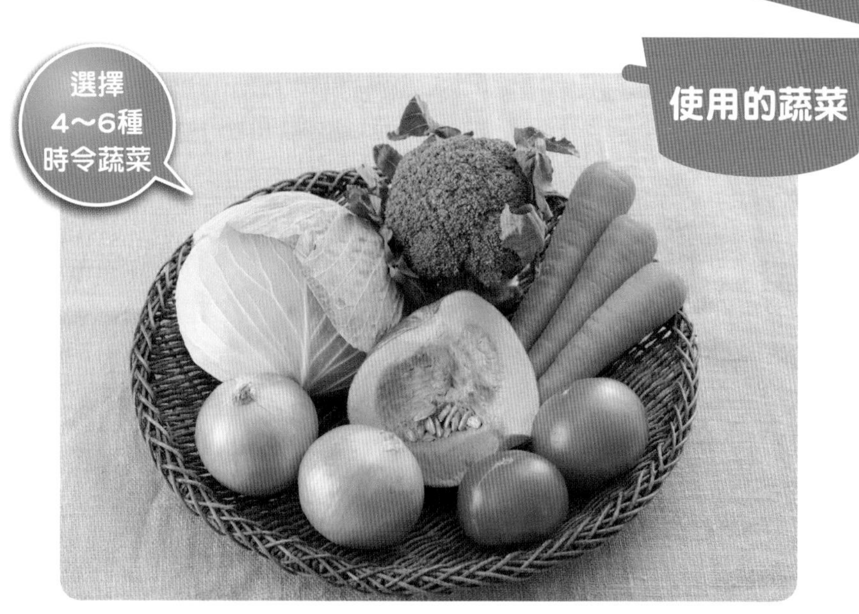

請使用4～6種蔬菜。使用多種蔬菜，能夠均衡攝取不同的抗氧化物質而提高效果。營養及抗氧化物質含量最豐富的，就是時令蔬菜了。

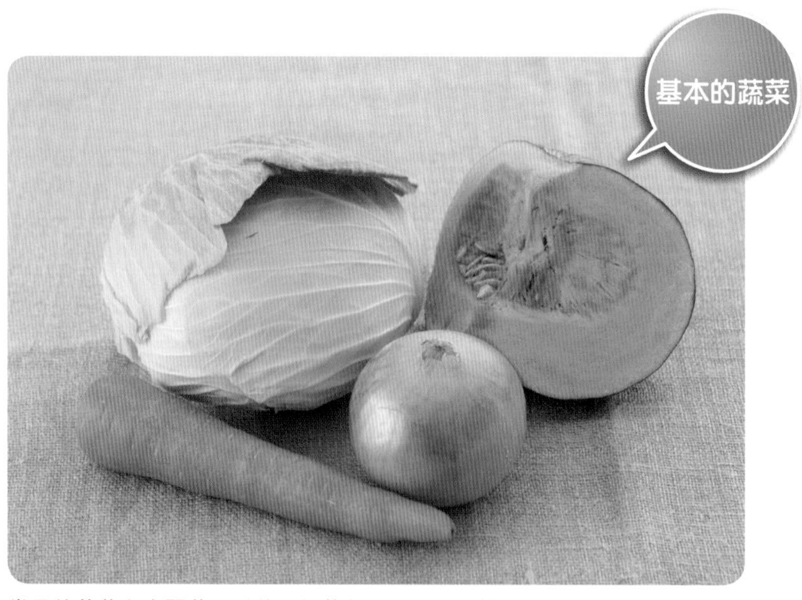

常用的蔬菜有高麗菜、洋蔥、胡蘿蔔、南瓜、馬鈴薯、菠菜、大白菜等，可準備一些隨時派上用場。

水量與切剩的菜渣

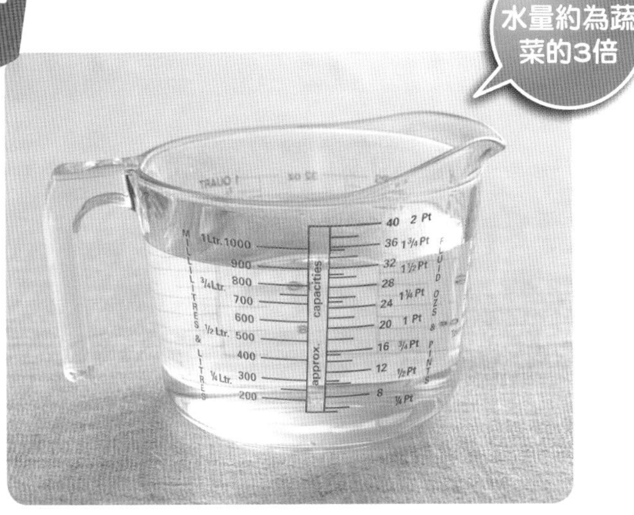

蔬菜與水量的比例為1：3。例如，蔬菜300g的話，水量就900ml。當然也可依個人喜好調整。

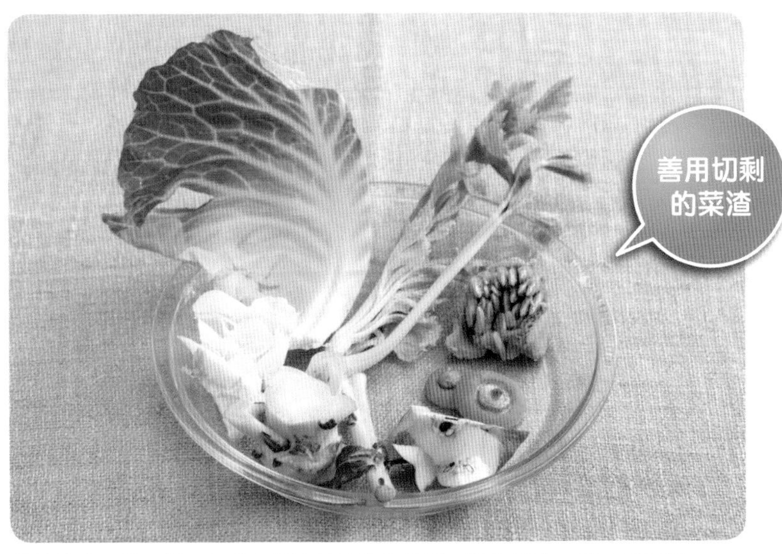

蔬菜的皮、莖、根，都含有豐富的抗氧化物質，請勿丟棄，應充分利用。
→將切剩的菜渣集中起來煮成「蔬菜高湯」，作法請參考第32頁。

基本的作法

完成後 約800～900ml

材料

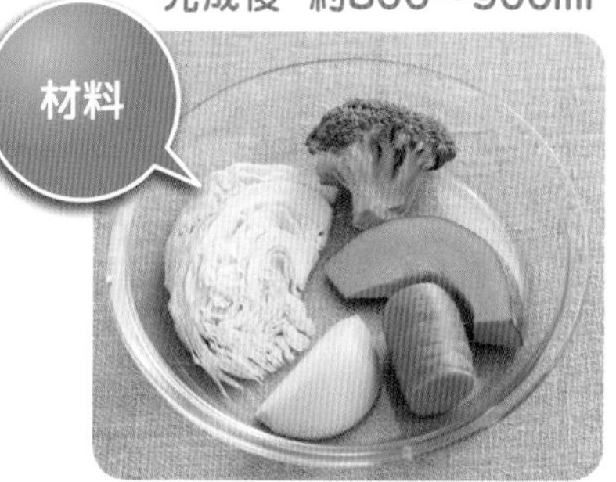

洋蔥、胡蘿蔔、高麗菜、南瓜、綠花椰菜

……………………………合計約300g

將蔬菜充分洗淨。

水……………………………………900ml

1

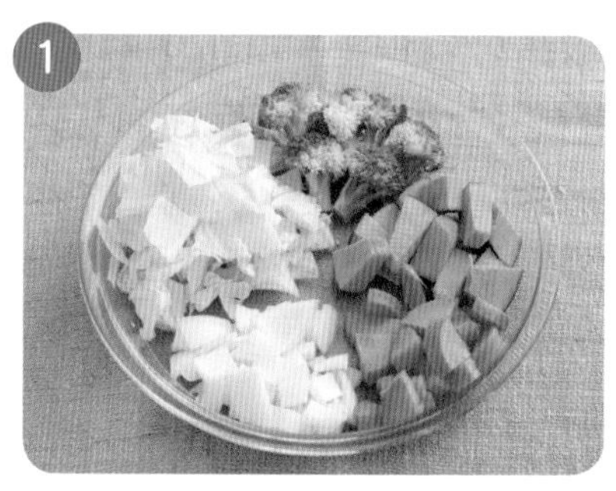

洋蔥去皮，切成一口大小。
胡蘿蔔連皮切成一口大小。
高麗菜切成一口大小。
南瓜去籽，連皮切成一口大小。
綠花椰菜切成小朵，芯的部分去掉厚皮，切成一口大小。

2

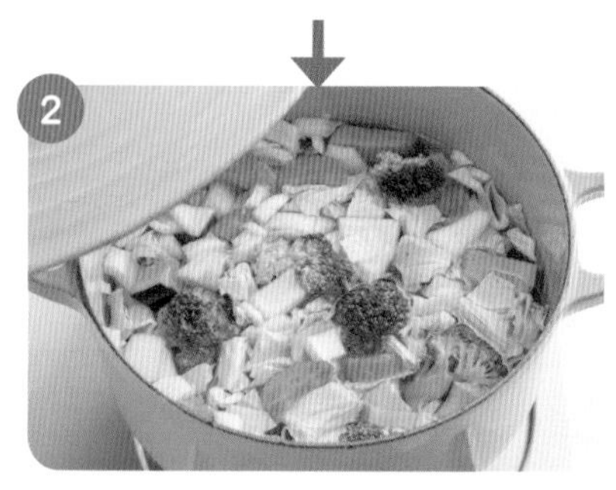

將①的蔬菜和水放入鍋中，蓋上鍋蓋，加熱。
※蔬菜比較硬的話，可先用少許油炒過再煮。

3

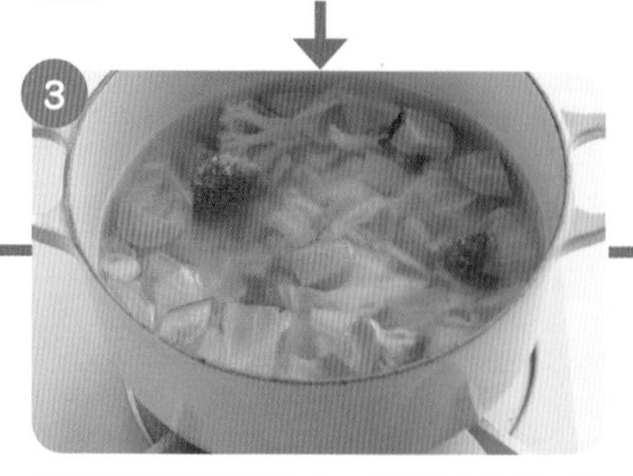

煮到快沸騰時轉小火，續煮30分鐘，煮至蔬菜變軟為止。

完成

好料湯

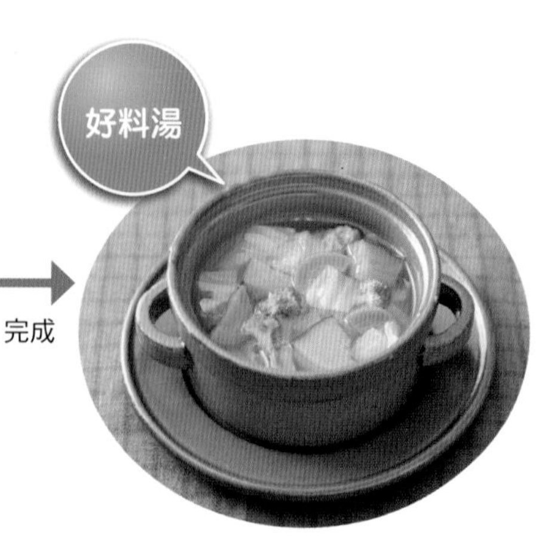

濃湯的作法

調理機

做成濃湯的話，待③的湯汁放涼後，用調理機或手持電動攪拌棒打勻即可。

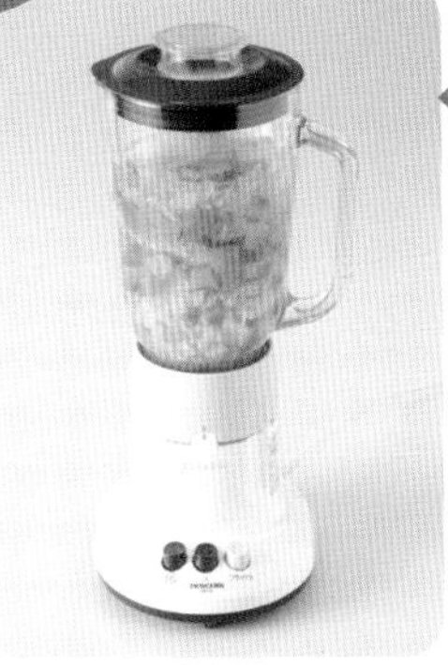

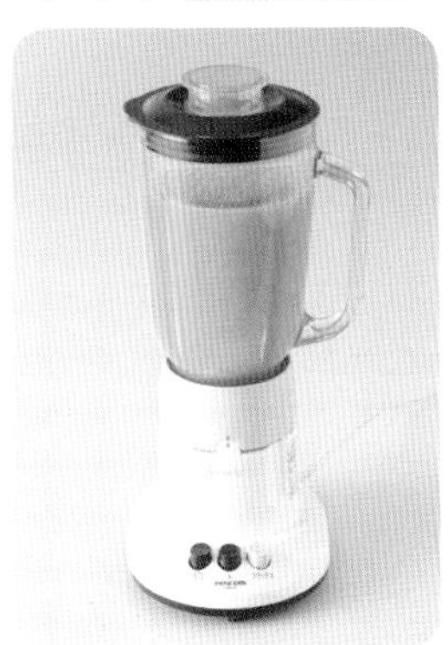

可以做出更滑順的濃湯。

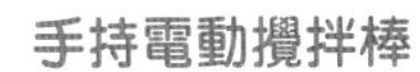

手持電動攪拌棒

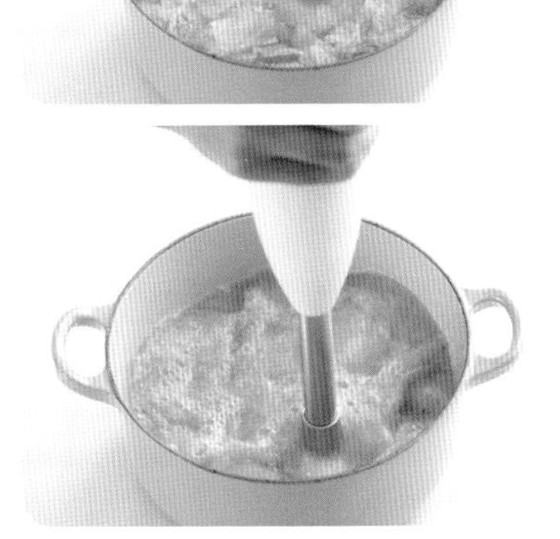

直接插入鍋中，就能打出濃稠的濃湯。

完成

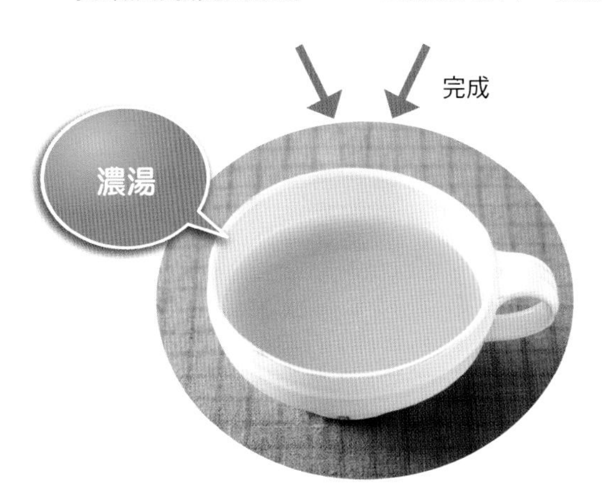

基本的吃法

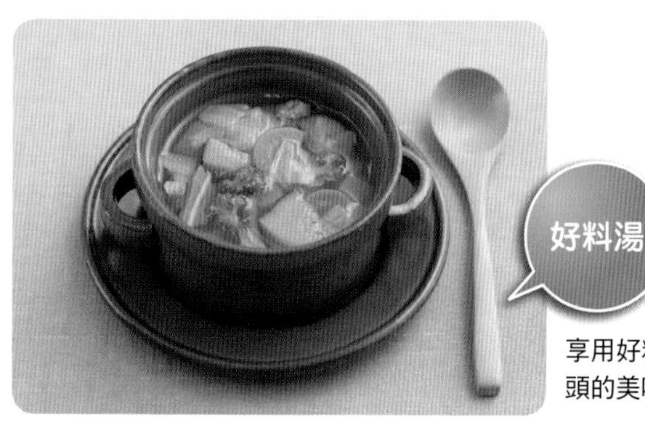

好料湯

享用好料湯時，請先喝湯，喝出湯頭的美味。

濃湯

由於滑順好入喉，從幼童到老年人，都能愉快享用。

■次數及分量

一天吃1～2次，每次吃250～300ml。

■吃法

請依喜好及身體狀況選擇要吃保留蔬菜形狀的「好料湯」，或是滑順入喉的「濃湯」。我們家都是打成濃湯當早餐。

■想增強體力時

除了蔬菜，還可以放入魚、肉、牛奶等蛋白質一起煮成湯。

■當成照護餐

建議打成濃湯，當成適合咀嚼吞嚥困難族群的照護餐。

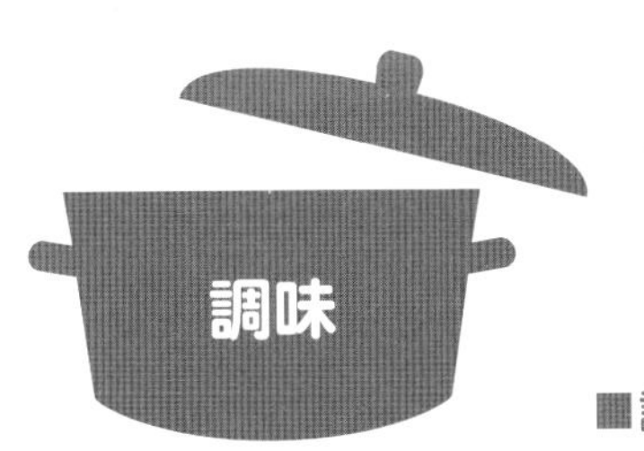

■調味

基本上不必調味，蔬菜所釋放出來的鮮甜就夠好吃了。

■覺得味道太淡時、想變化口味時

可以加少許的調味料或香料，提一下味道。
也可使用香菇、昆布、柴魚、雞肉、小魚乾等熬製成的高湯，放點水果也很不錯。

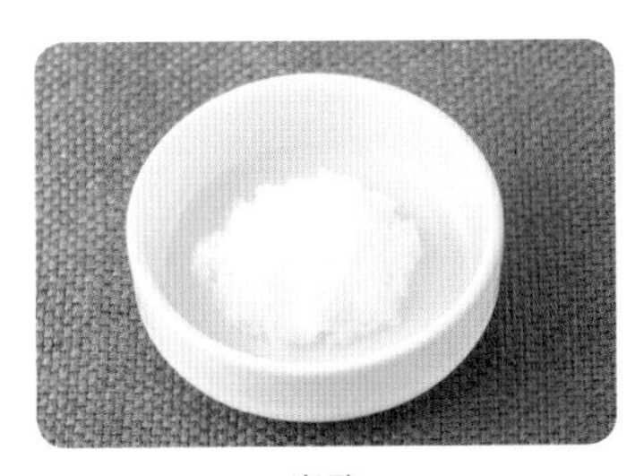

岩鹽

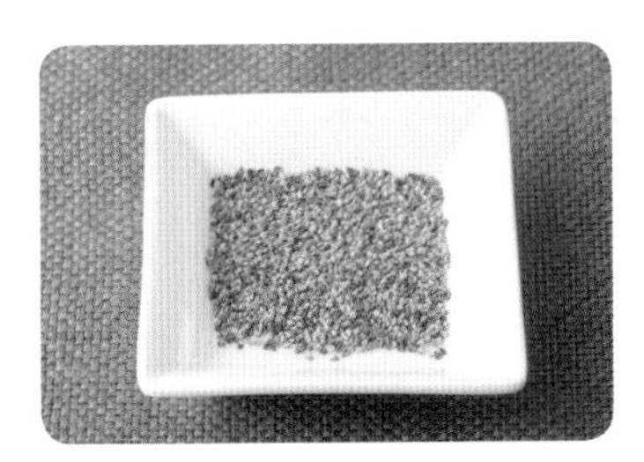

黑胡椒

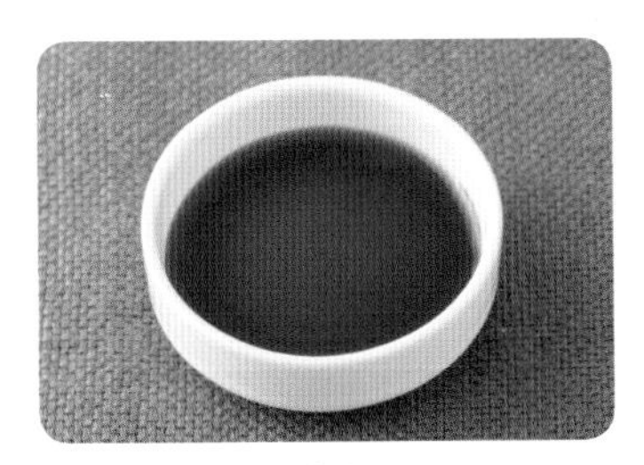

醬油

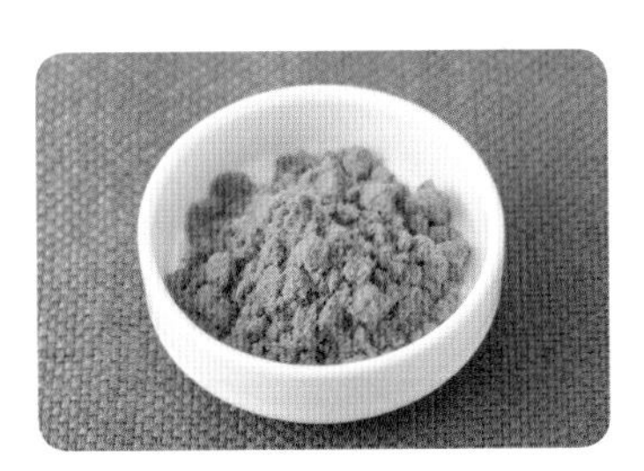

咖哩粉

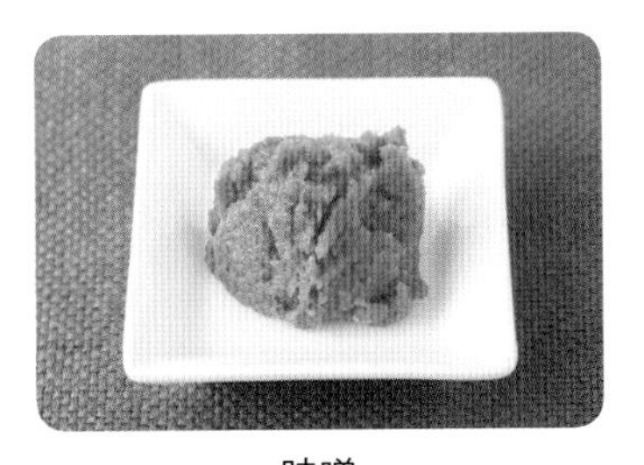

味噌

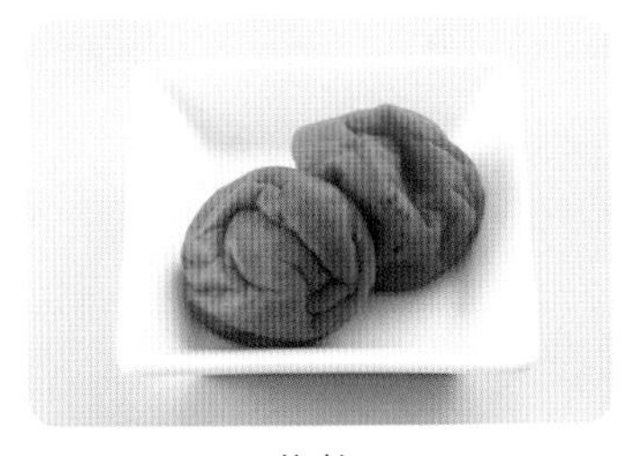

梅乾

吃不完的話，可以放冰箱冷藏2～3天。請勿放在外面，務必放入冰箱冷藏，夏天更須特別注意。
要保存更久，就放入冰箱冷凍。

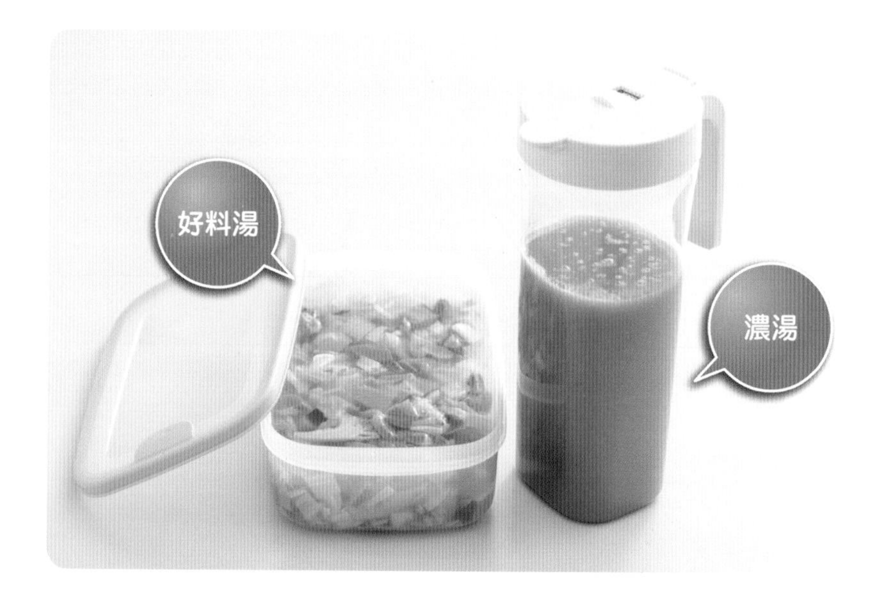

■持之以恆的訣竅就是「做成冰箱常備菜」！

蔬菜湯的好處是可以做成冰箱常備菜，省去天天烹煮的辛苦。作法再簡單，要是得天天做，總是很麻煩。因此請事先做起來，然後放進冰箱冷藏或冷凍，享用前再加熱即可。
做成冰箱常備菜就不會覺得有負擔，這也是能夠輕鬆持之以恆的訣竅。

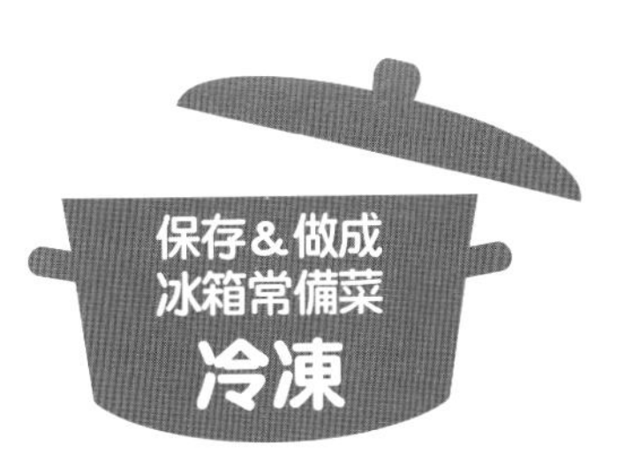

要長期保存，請放入冰箱冷凍。按一餐一餐的分量裝起來，然後冷凍以方便使用。

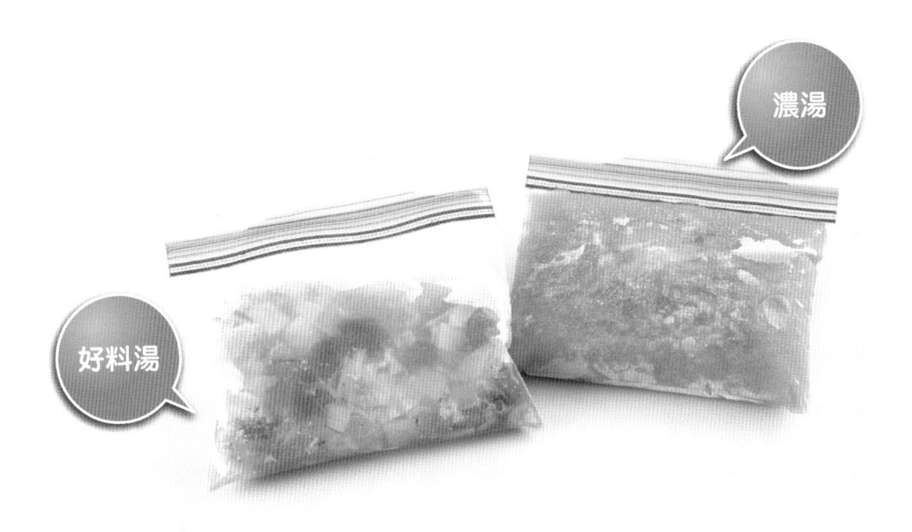

MEMO

我們家也都是冷凍起來，方便隨時可吃。而且，要放進冷凍庫長期保存時，會放一點市售的抗壞血酸（維生素C），大約是刮耳勺1～2勺的量。抗壞血酸具有抗氧化作用與抗菌作用，能當成抗氧化劑與防腐劑使用，放入湯中，湯汁也不會變味。

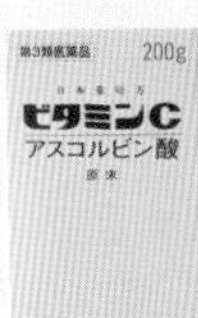

抗壞血酸（維生素C）可在藥局買到。

用切剩的菜渣製作「蔬菜高湯」

做菜時，我們往往會把蔬菜的皮、種籽、蒂等丟掉，但其實這些部分也富含抗氧化物質的植化素，並不是真的毫無用處的「菜渣」喔。
善加利用的話，就能煮出可用於湯物、燉煮料理、中日西式各種料理中的美味「蔬菜高湯」。也能保存起來。
今後就將切剩的菜渣放在密封袋中保存起來吧。

1
將切剩的菜渣充分洗淨。

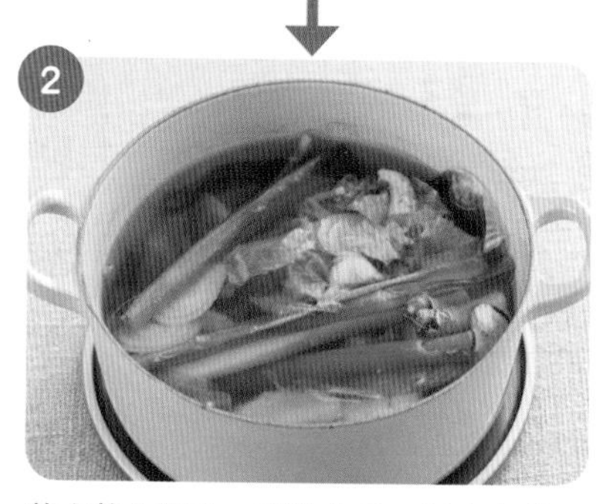

將水放入鍋中，再放入①，以小火煮20分鐘左右。什麼都不必加。

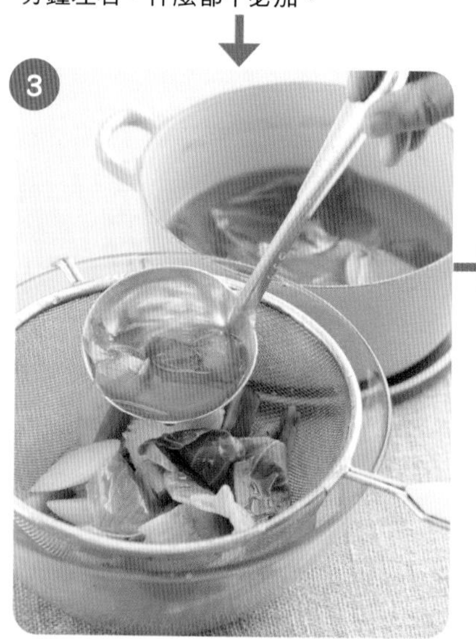

用濾網過濾。

植化素的寶庫

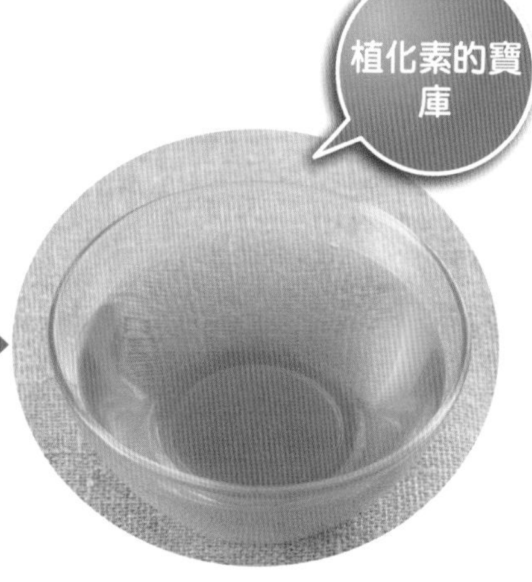

完成後的蔬菜高湯

可直接喝，也可放入湯汁、味噌湯、燉煮料理中，用途極廣。

第2章

吃的小確幸！煮蔬菜湯的小訣竅與各種用途

深綠色葉菜的蔬菜湯

小松菜、山茼蒿

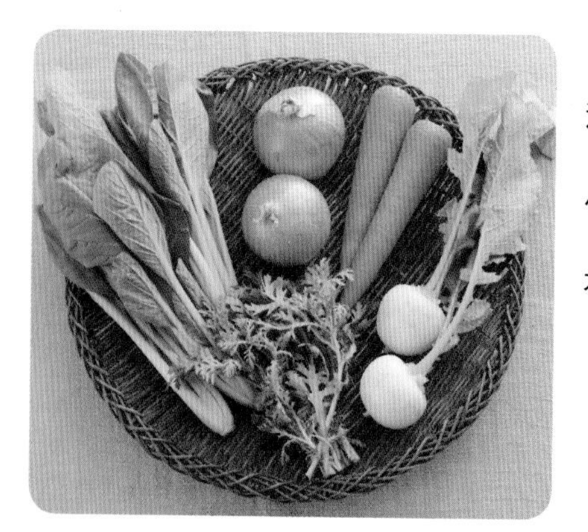

【材料】完成後 約800～900ml

洋蔥、胡蘿蔔、蕪菁
…………………………………………… 合計150g
小松菜、山茼蒿
…………………………………………… 合計150g
水……………………………………………… 900ml

【作法】

1. 將蔬菜充分洗淨。
2. 洋蔥去皮，切成一口大小。胡蘿蔔連皮切成一口大小。
蕪菁去蒂，切成一口大小；再將葉子切成一口大小。
小松菜和山茼蒿切成一口大小。
3. 將②的蔬菜和水一起放入鍋中，蓋上鍋蓋，加熱。
煮至快沸騰時，轉小火，續煮約30分鐘，煮至蔬菜變軟為止。
4. 做成濃湯的話，待③的湯汁放涼後，用調理機或手持電動攪拌棒打勻即可。

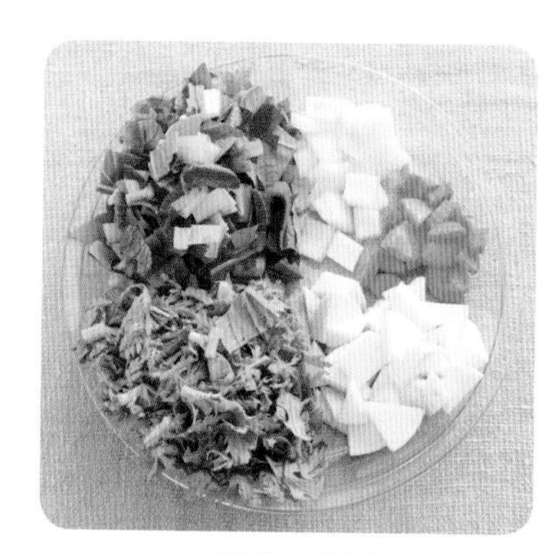

材料如圖所示

MEMO

深綠色蔬菜含有豐富的抗氧化物質（尤其是葉黃素等類胡蘿蔔素）。我們做過實驗，發現加入深綠色蔬菜的煮汁後，帶有劇毒的活性氧會立即消失，不但可抑制基因受損，也能預防白內障及細胞癌化。菠菜、黃麻菜、胡蘿蔔和白蘿蔔的葉子也都可以。

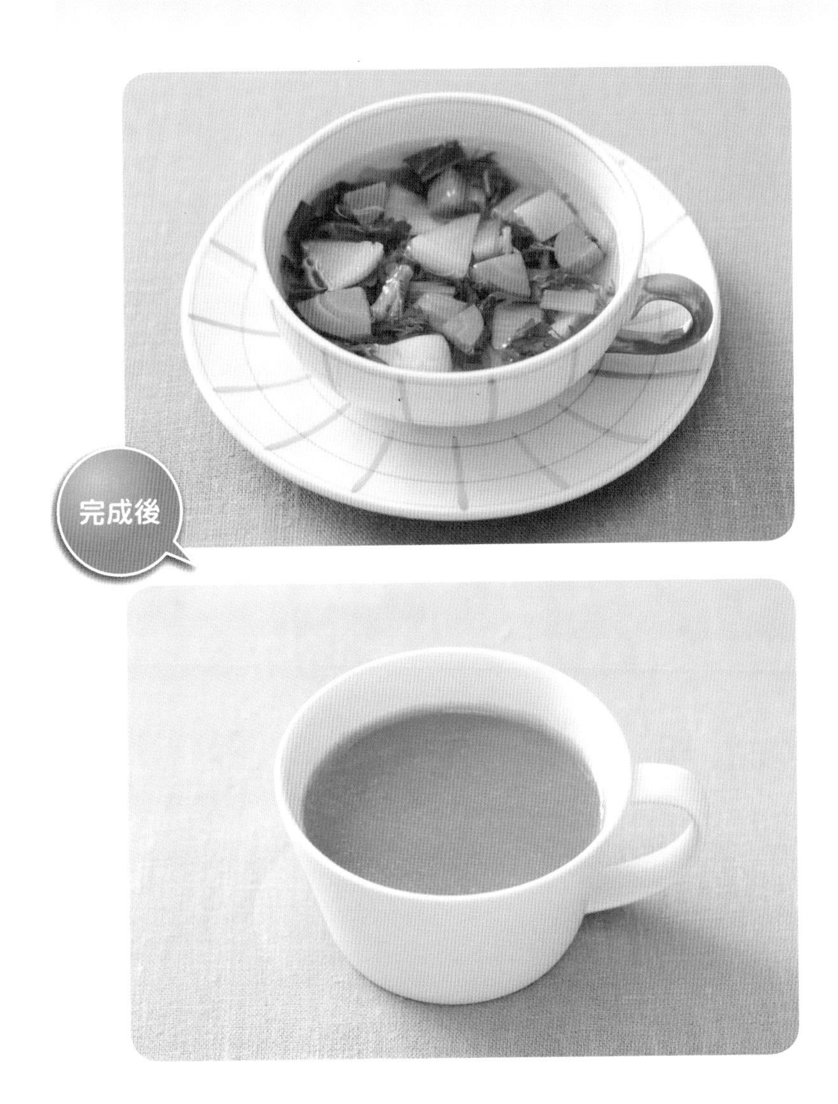

菇類的蔬菜湯

舞菇、香菇

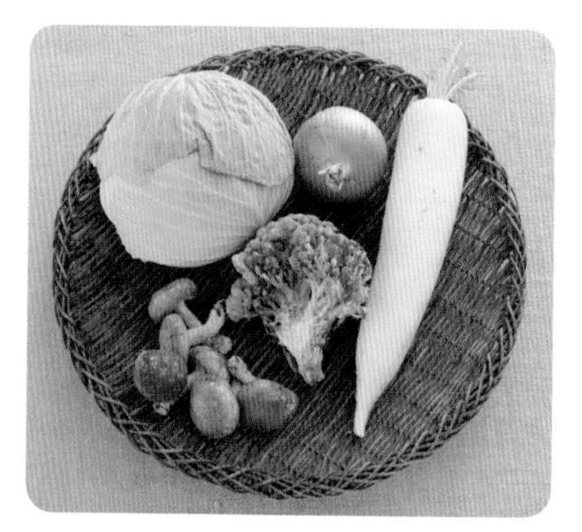

【材料】完成後　約800～900ml

洋蔥、高麗菜、蘿蔔
……………………………………合計200g
舞菇、香菇
……………………………………合計100g
水……………………………………900ml

【作法】

1. 將蔬菜充分洗淨，但菇類不必洗。
2. 洋蔥去皮，切成一口大小。高麗菜切成滾刀塊。
蘿蔔連皮切成一口大小。舞菇及香菇去蒂，切成一口大小。
3. 將②的蔬菜和水一起放入鍋中，蓋上鍋蓋，加熱。
煮至快沸騰時，轉小火，續煮約30分鐘，煮至蔬菜變軟為止。
4. 做成濃湯的話，待③的湯汁放涼後，用調理機或手持電動攪拌棒打勻即可。

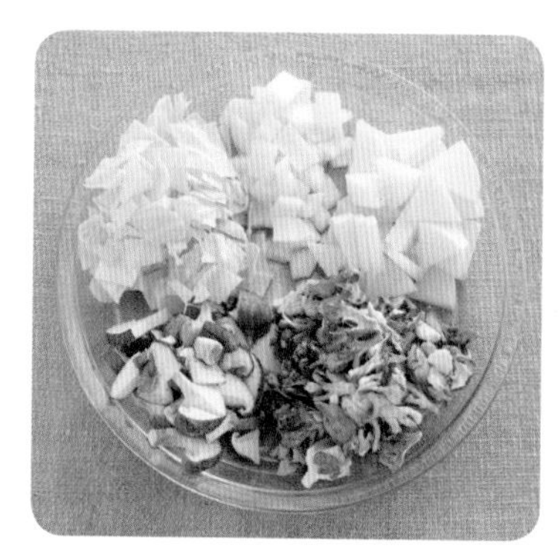

材料如圖所示

MEMO

菇類中富含可增強免疫力的多醣類β-葡聚糖，以及具有高抗氧化作用的多酚成分。我自己也做過實驗，當我讓實驗鼠喝香菇精時，便會促進牠的干擾素分泌。干擾素能夠抑制癌細胞增生，產生強力的抗癌作用。不只香菇，舞菇等也同樣具有抗癌功效。

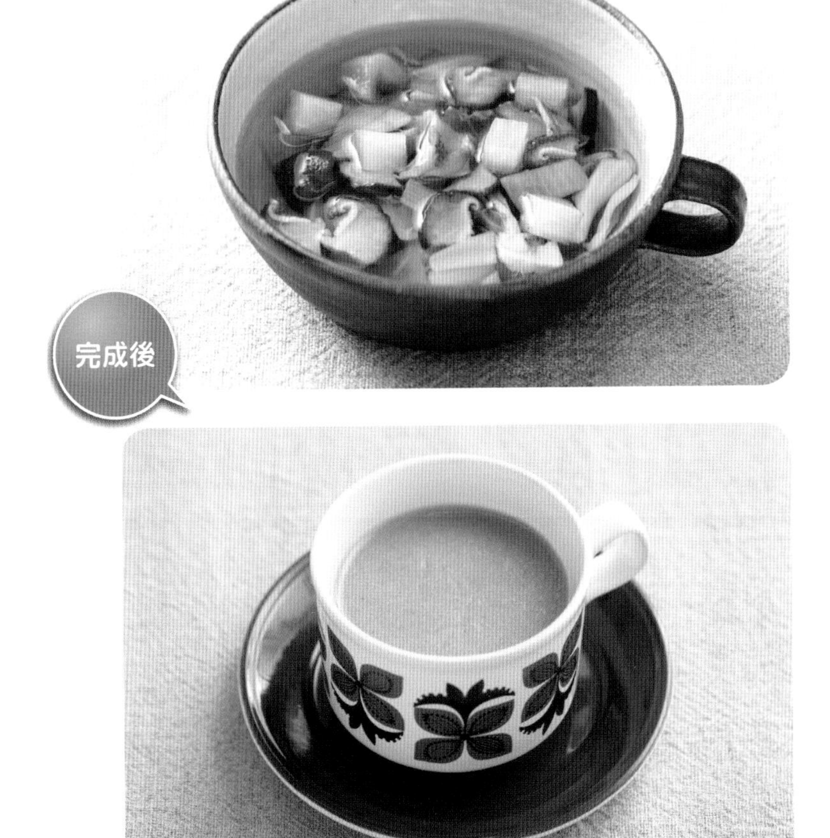

根菜加深綠色葉菜的蔬菜湯

芋頭、菠菜

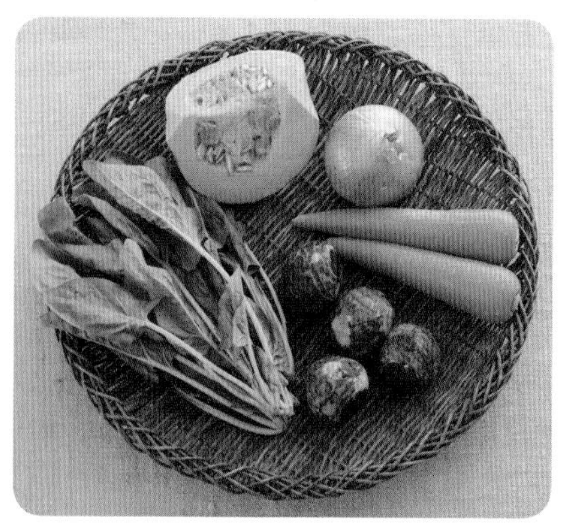

【材料】完成後　約800～900ml

洋蔥、胡蘿蔔、南瓜 ……… 合計100g
芋頭、菠菜 ……… 合計200g
水 ……… 900ml

【作法】

1. 將蔬菜充分洗淨。
2. 洋蔥去皮，切成一口大小。胡蘿蔔連皮切成一口大小。
南瓜去籽，連皮切成一口大小。芋頭去皮，切成一口大小。
菠菜切成一口大小。
3. 將②的蔬菜和水一起放入鍋中，蓋上鍋蓋，加熱。
煮至快沸騰時，轉小火，續煮約30分鐘，煮至蔬菜變軟為止。
4. 做成濃湯的話，待③的湯汁放涼後，用調理機或手持電動攪拌棒打勻即可。

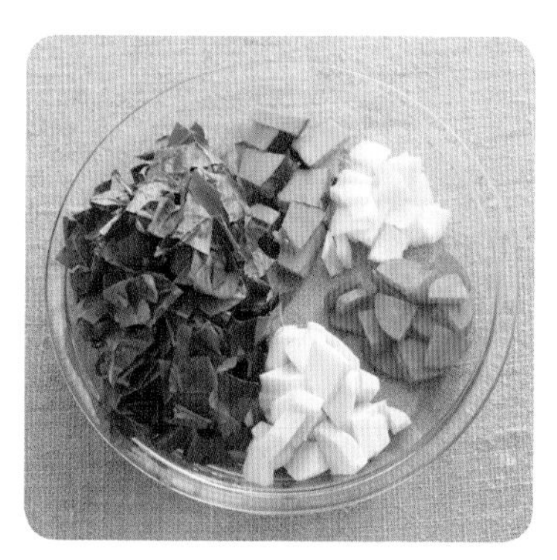

材料如圖所示

MEMO

根菜類，例如芋頭、馬鈴薯、牛蒡、蓮藕等，切開後放置一段時間就會變成咖啡色。研究證明，會變色的根菜類具有高度的消除活性氧功效。此外，根菜類還有一大特色，就是膳食纖維含量很豐富。

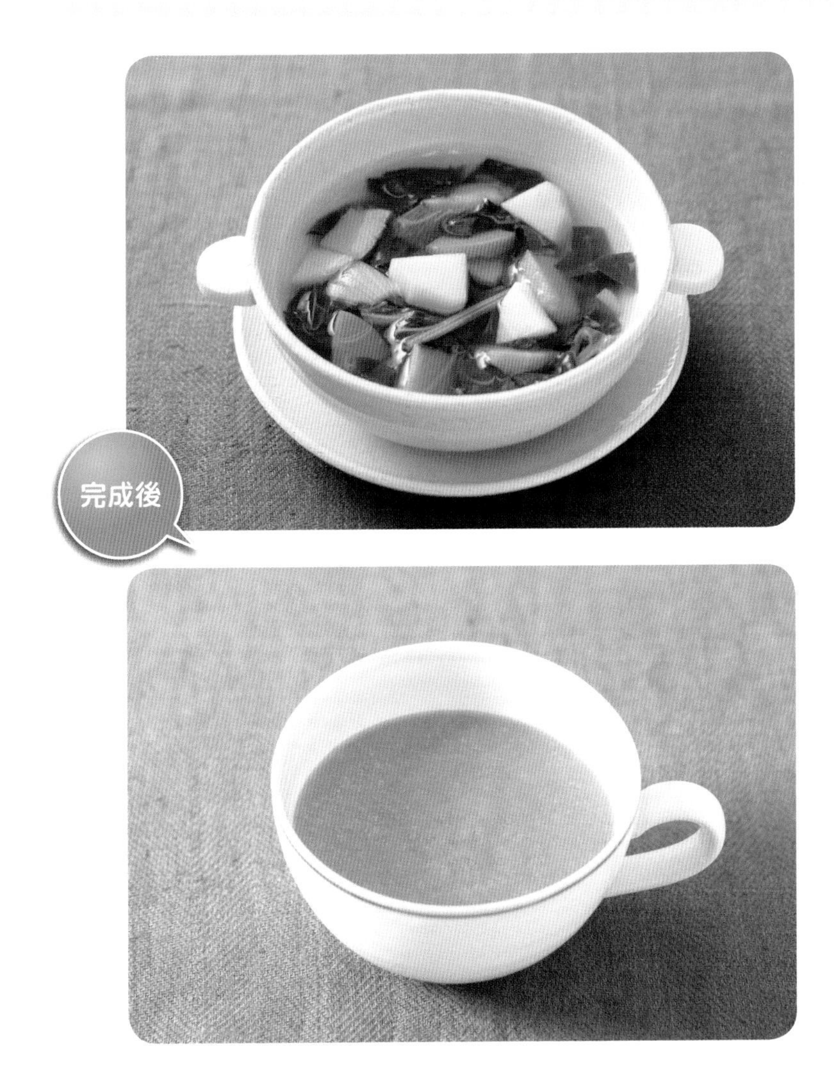

十字花科的蔬菜湯

綠花椰菜、大白菜

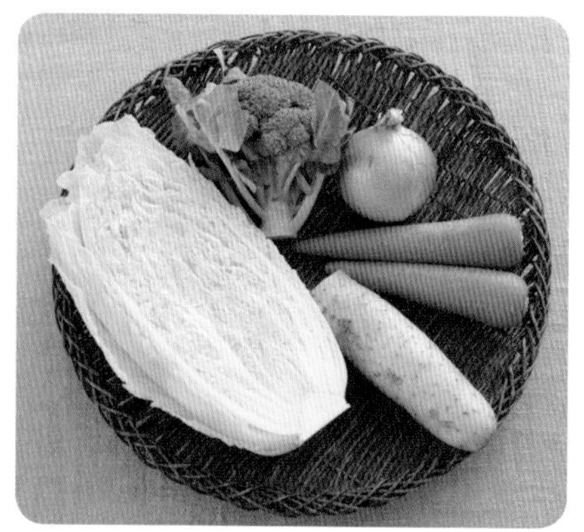

【材料】完成後 約800～900ml

洋蔥、胡蘿蔔、山藥 ……………… 合計150g

綠花椰菜、大白菜 ……………… 合計150g

水 ……………… 900ml

【作法】

1. 將蔬菜充分洗淨。
2. 洋蔥去皮，切成一口大小。胡蘿蔔連皮切成一口大小。
   山藥去皮，切成一口大小。
   綠花椰菜切成小朵，約一口大小。大白菜切成一口大小。
3. 將②的蔬菜和水一起放入鍋中，蓋上鍋蓋，加熱。
   煮至快沸騰時，轉小火，續煮約30分鐘，煮至蔬菜變軟為止。
4. 做成濃湯的話，待③的湯汁放涼後，用調理機或手持電動攪拌棒打勻即可。

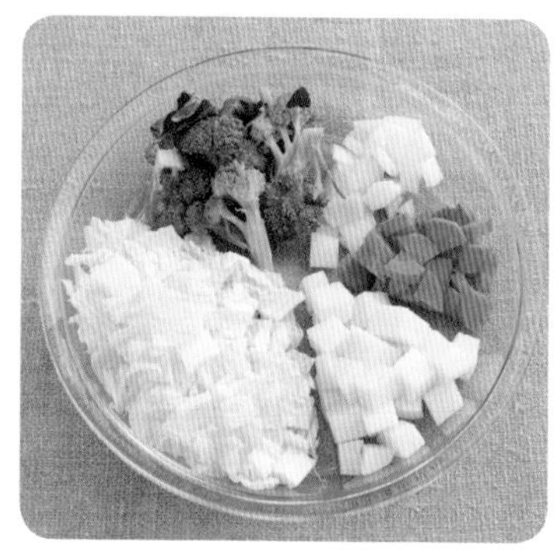

材料如圖所示

MEMO

綠花椰菜、高麗菜、白花椰菜、大白菜等十字花科的蔬菜，含有「硫代葡萄糖苷」成分，能在體內分解成「異硫氰酸酯」成分。這種物質能夠抑制致癌物質造成的癌化，具有防癌功效。

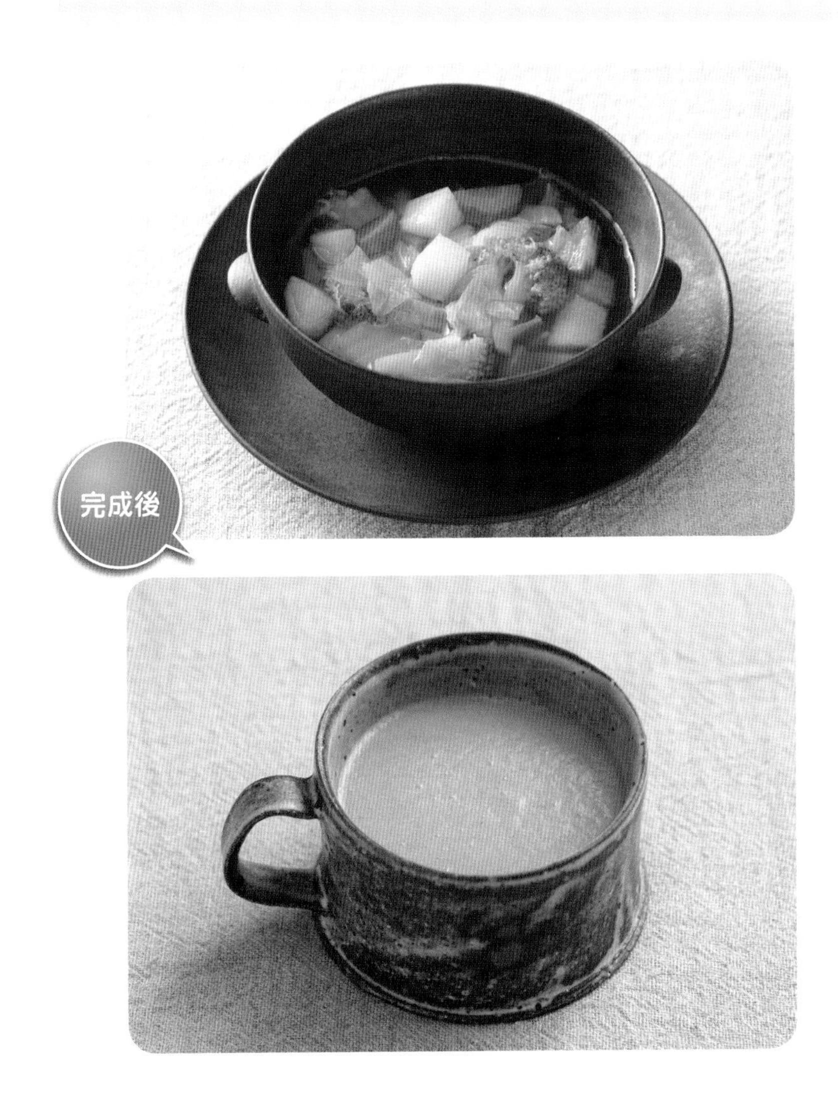

綠花椰菜、高麗菜、白花椰菜、大白菜等十字花科的蔬菜，含有「硫代葡萄糖苷」成分，能在體內分解成「異硫氰酸酯」成分。這種物質能夠抑制致癌物質造成的癌化，具有防癌功效。

加了酪梨的蔬菜湯

酪梨、青江菜、高麗菜

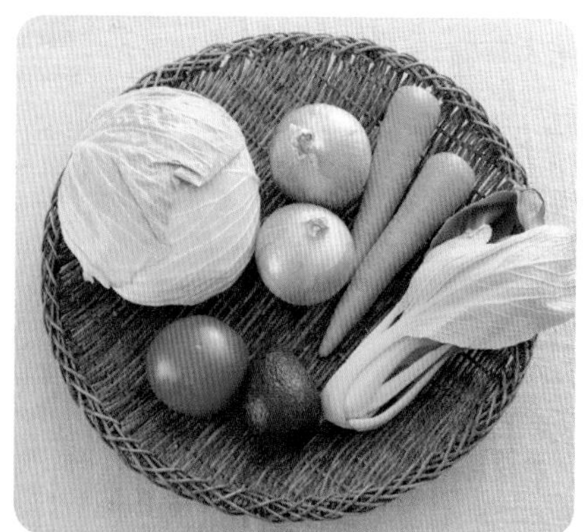

【材料】完成後　約800～900ml

洋蔥、胡蘿蔔、高麗菜 ……………… 合計150g

青江菜、番茄 ……………… 合計150g

酪梨 ……………… 1/2個

水 ……………… 900ml

【作法】

1. 將蔬菜充分洗淨。

2. 洋蔥去皮，切成一口大小。胡蘿蔔連皮切成一口大小。
高麗菜切成一口大小。青江菜切成一口大小。
番茄連皮切成一口大小。酪梨去籽去皮，切成一口大小。

3. 將②的蔬菜和水一起放入鍋中，蓋上鍋蓋，加熱。
煮至快沸騰時，轉小火，續煮約30分鐘，煮至蔬菜變軟為止。

4. 做成濃湯的話，待③的湯汁放涼後，用調理機或手持電動攪拌棒打勻即可。

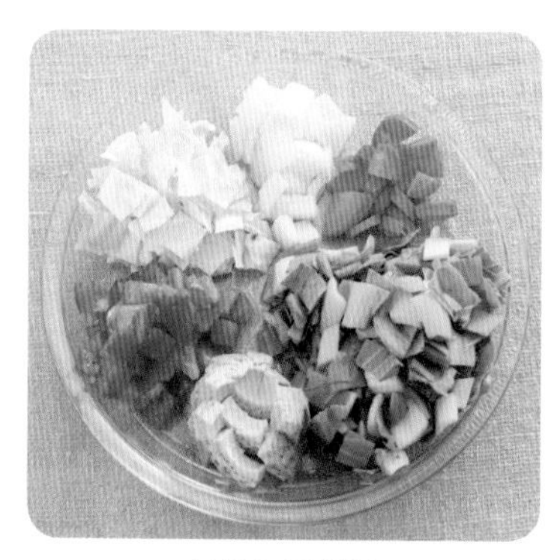

材料如圖所示

MEMO

酪梨一年四季都買得到，可讓湯汁變得有奶味，因此我們家常用。酪梨的特色是脂肪成分多，因此有「森林奶油」之稱。這個脂肪成分屬於不飽和脂肪酸，具有清血、降低膽固醇等功效。此外，酪梨富含維生素E等各種維生素及礦物質，是營養價值相當高的水果。

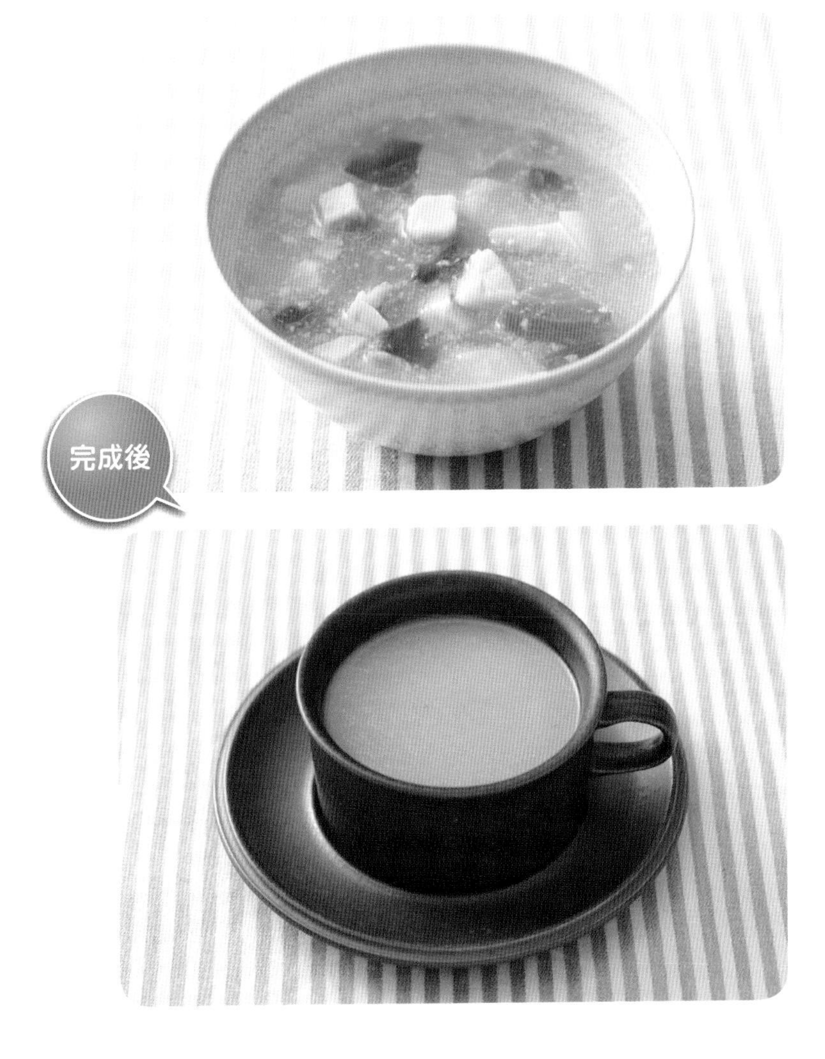

豆類加生菜的蔬菜湯

毛豆、四季豆、生菜

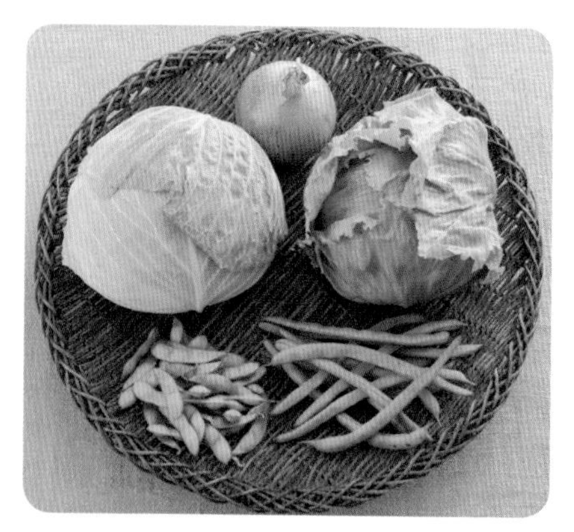

【材料】完成後 約800～900ml

毛豆（有豆莢）、四季豆 ……合計150g
生菜、洋蔥、高麗菜 ……合計150g
水 ……900ml

【作法】

1. 將蔬菜充分洗淨。
2. 毛豆連同豆莢水煮2～3分鐘，取出豆子。
四季豆切成一口大小。
洋蔥去皮，切成一口大小。
生菜、高麗菜切成一口大小。
3. 將②的蔬菜和水一起放入鍋中，蓋上鍋蓋，加熱。
煮至快沸騰時，轉小火，續煮約30分鐘，煮至蔬菜變軟為止。
4. 做成濃湯的話，待③的湯汁放涼後，用調理機或手持電動攪拌棒打勻即可。

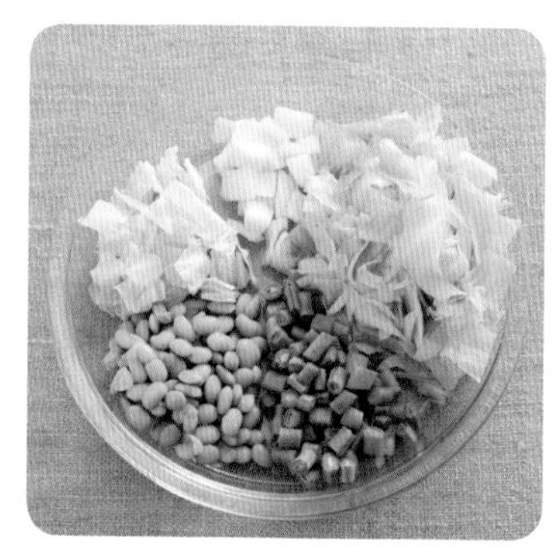

材料如圖所示

MEMO

豆子等種籽類，一顆就是一個生命體，裡面滿是為了繁衍後代的DNA（基因），以及為了培養DNA的營養素。又為了抵抗紫外線、昆蟲、發霉、微生物等，內含強力的抗氧化物質。紅豆、黑豆、大豆等都很不錯（使用前先泡水一晚，使之變軟）。

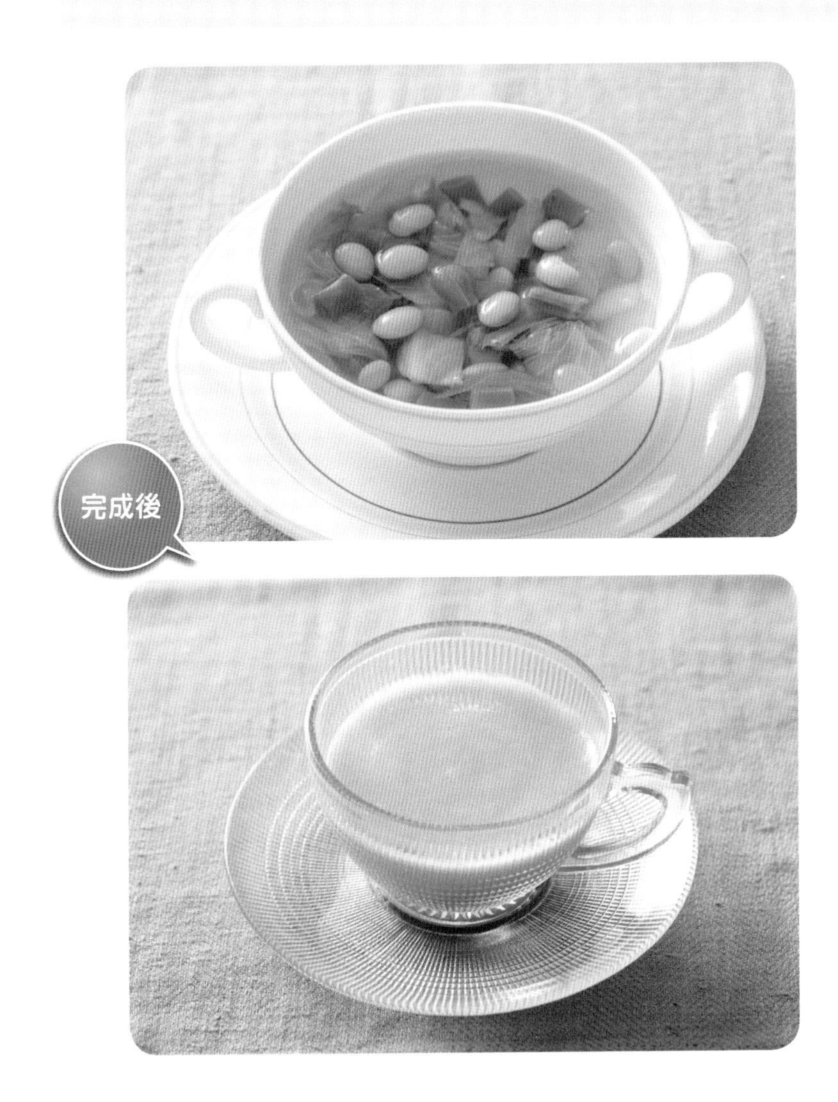

夏季風味的蔬菜湯

山苦瓜、茄子、番茄、甜椒

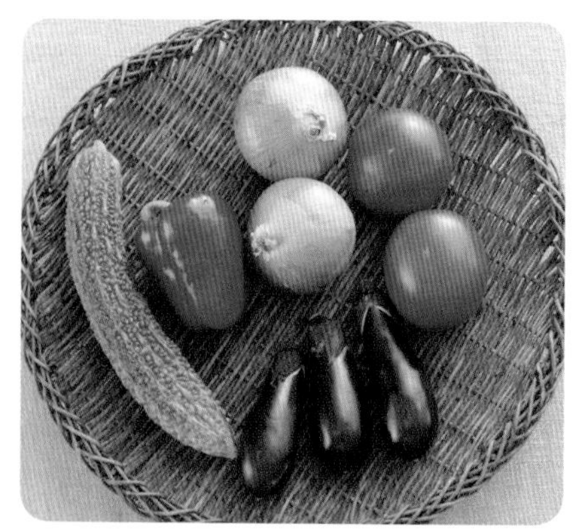

【材料】完成後 約800～900ml

番茄……………………中1個（200g）
山苦瓜、茄子、甜椒、洋蔥
……………………………合計100g
水……………………………900ml

【作法】

1. 將蔬菜充分洗淨。
2. 番茄去蒂，連皮切成滾刀塊。
   洋蔥去皮，切成一口大小。
   山苦瓜縱向對半切開，去籽後切成薄片。
   茄子切成一口大小。
   甜椒去蒂去籽後，切成一口大小。
3. 將②的蔬菜和水一起放入鍋中，蓋上鍋蓋，加熱。
   煮至快沸騰時，轉小火，續煮約30分鐘，煮至蔬菜變軟為止。
4. 做成濃湯的話，待③的湯汁放涼後，用調理機或手持電動攪拌棒打勻即可。

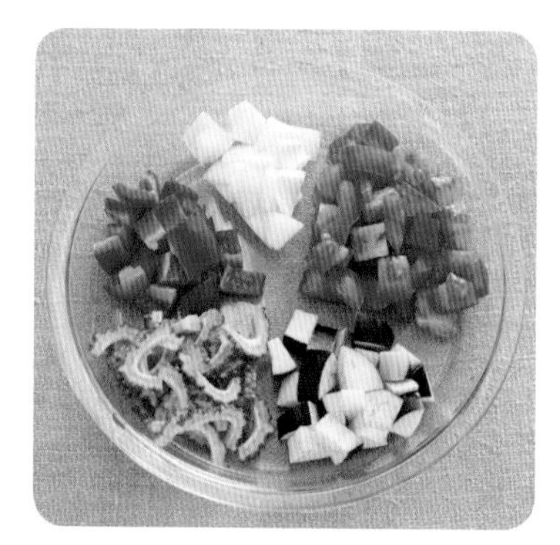

材料如圖所示

MEMO

這道湯的功效是藉苦瓜的苦味來振作夏天慵懶的身體。苦瓜苦味的來源是具有抗氧化作用的植化素。苦瓜還富含β-胡蘿蔔素、維生素C，和茄子、番茄、甜椒等夏季蔬菜一起煮湯，就能克服夏季的倦怠感了。天氣炎熱時，推薦冰冰喝也很棒。

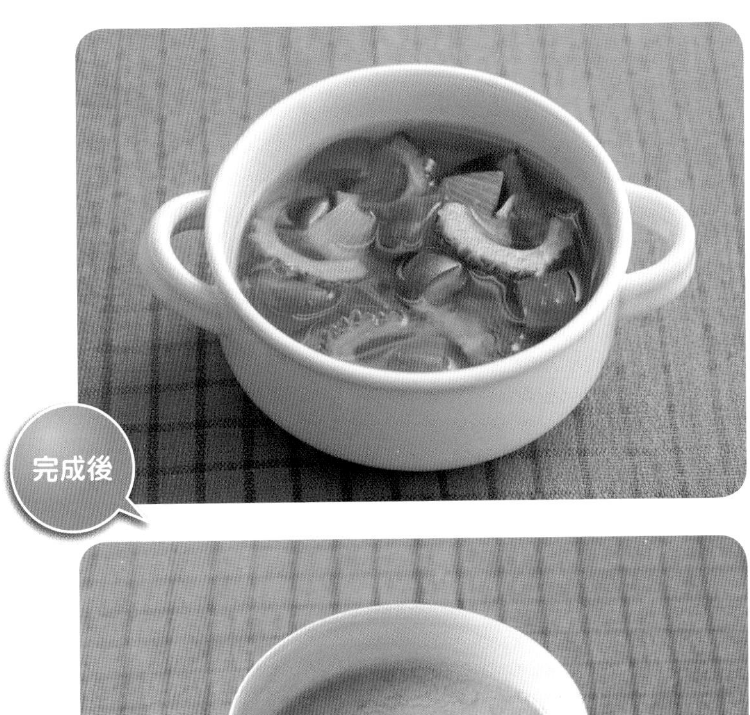

甜菜和番茄的蔬菜湯

甜菜、番茄

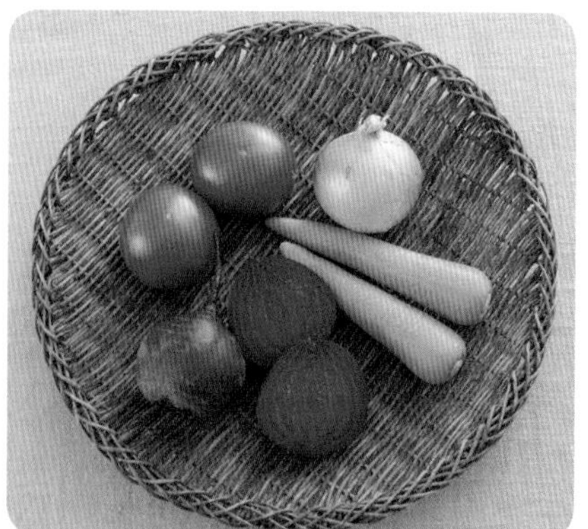

【材料】完成後 約800～900ml

甜菜（水煮後）……150g
番茄、胡蘿蔔、洋蔥……合計150g
甜菜的煮汁和水……合計900ml
醋……少許

【作法】

1. 先水煮甜菜。將甜菜充分洗淨。鍋中放入可淹沒甜菜的水量，然後放少許醋，加熱。煮至快沸騰時，轉小火，蓋上鍋蓋，續煮15～30分鐘，煮至可用竹籤刺穿為止，然後連同煮汁一起放涼（參考右圖）。放涼後，將煮汁倒出來放著。甜菜大小不一，煮的時間須依狀況調整。

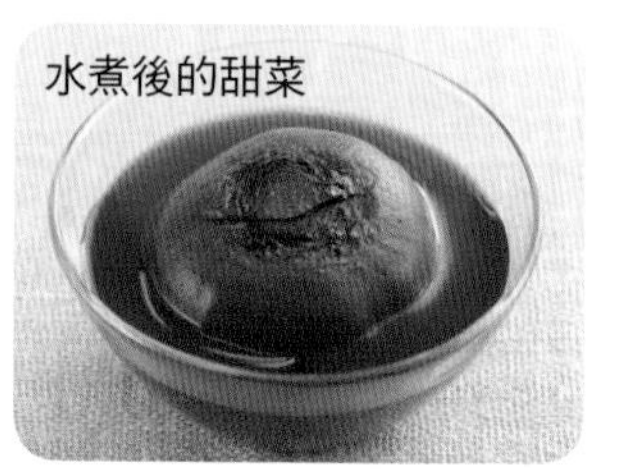

連皮一起煮

2. 將①的水煮甜菜連皮切成一口大小。番茄連皮切成一口大小。
胡蘿蔔連皮切成一口大小。洋蔥去皮，切成一口大小。

3. 將②的蔬菜、甜菜的煮汁和水一起放入鍋中，蓋上鍋蓋，加熱。
煮至快沸騰時，轉小火，續煮約30分鐘，煮至蔬菜變軟為止。

4. 做成濃湯的話，待③的湯汁放涼後，用調理機或手持電動攪拌棒打勻即可。

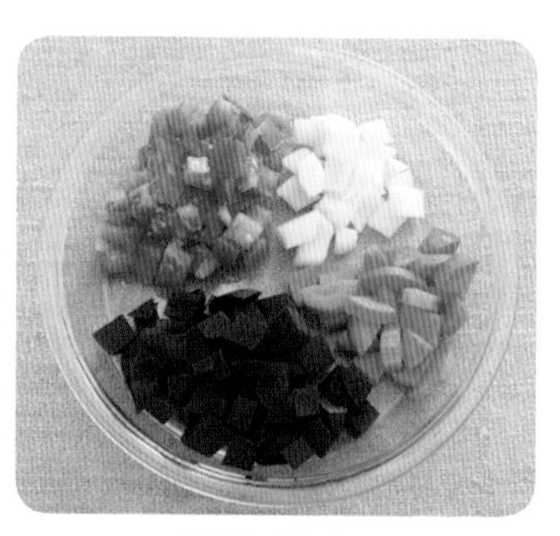

材料如圖所示

MEMO

甜菜是俄羅斯料理羅宋湯中常用的根菜，雖然日本人還不是很熟悉，但它可是一種營養價值相當高的蔬菜，不但富含抗氧化物質，還能增加體內的一氧化氮（NO），讓血管柔軟，血流量提高。它的煮汁呈鮮艷的紫紅色，這種色素中含有強力的抗氧化作用。

→關於甜菜，請參考第83、139頁。

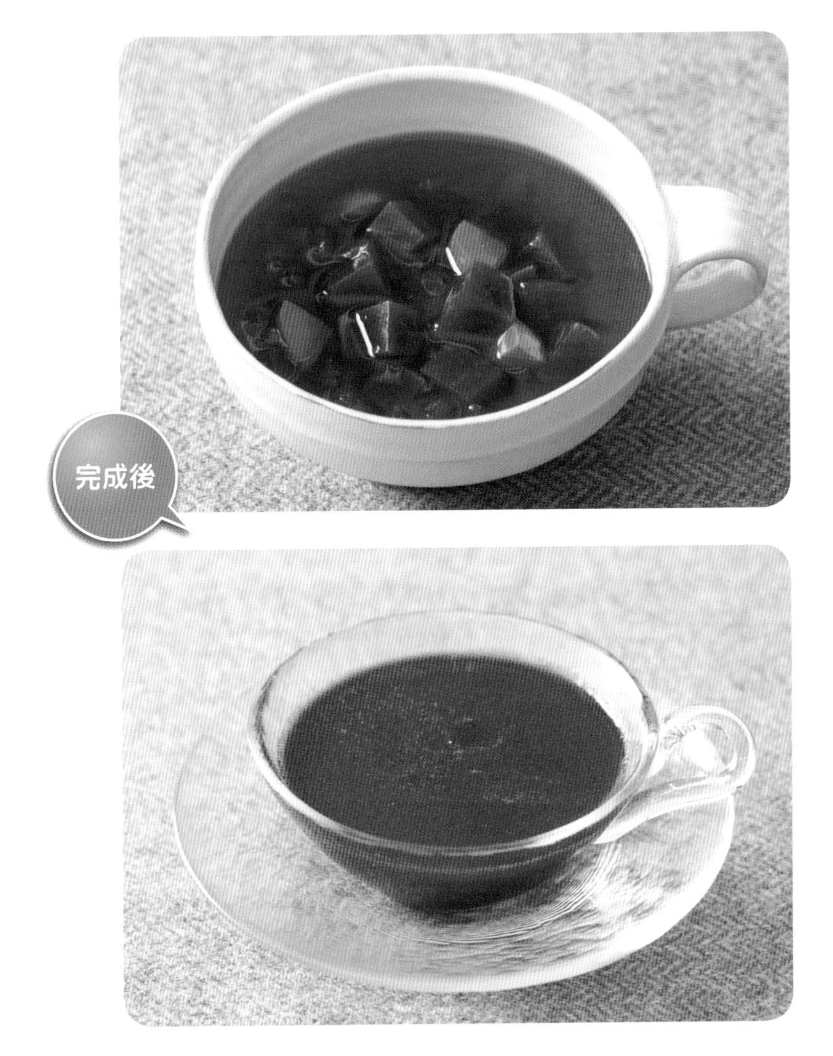

蔬菜湯的湯汁是蔬菜鮮甜成分釋放出來的「蔬菜高湯」，但如果你覺得這樣還不夠味、吃不下，可以加一些利用其他食材做成的「高湯」，以增添風味和濃郁感，而且營養更均衡。

昆布和香菇

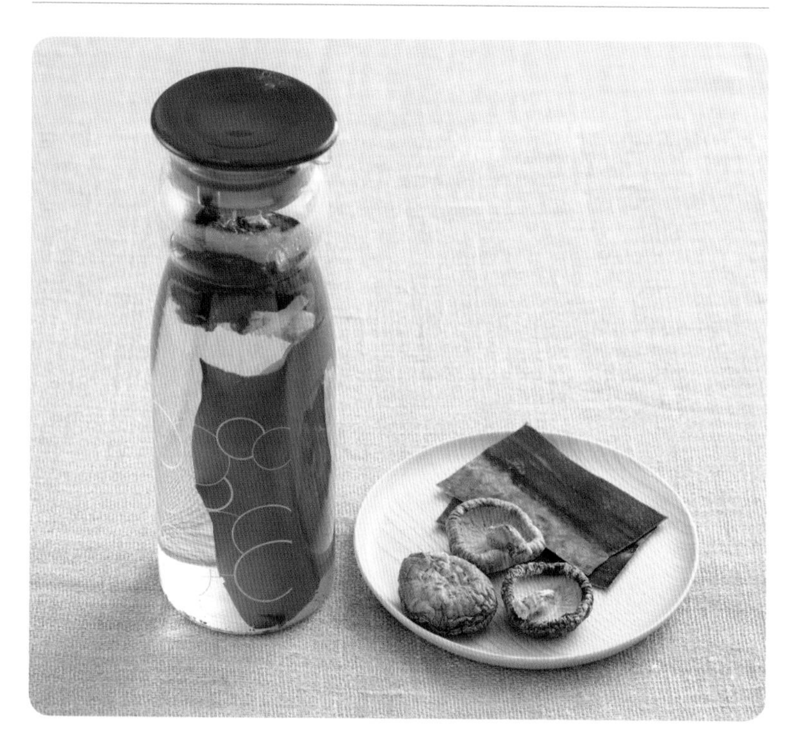

【材料】

昆布……10cm長1片
乾香菇……3～4小朵（相對於水900ml）

【用法】

1. 將昆布和乾香菇於前一晚泡在水中，放入冰箱冷藏。
2. 煮蔬菜湯時，用①的香菇昆布水來取代一般的清水。將香菇切成薄片後，也能當成湯料。

柴魚片

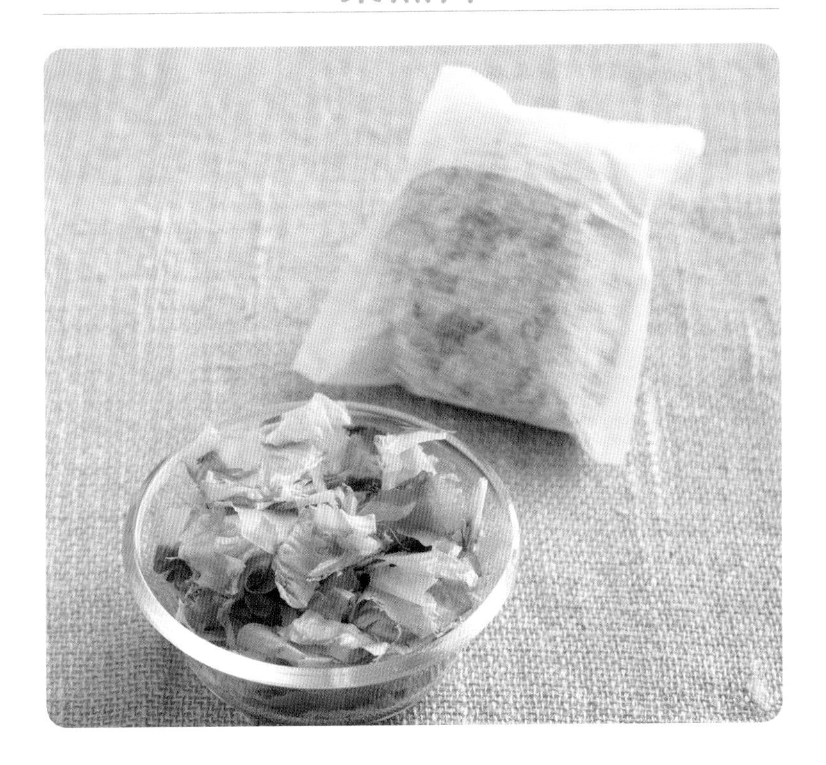

【材料】

柴魚片 ……… 將一撮左右放入不織布做的花茶袋中，
1～2袋（相對於水900ml）

【用法】

1. 將蔬菜和水、裝入柴魚片的袋子一起放入鍋中，加熱。

2. 待湯汁放涼後，取出柴魚袋。

雞湯

【材料】

雞胸肉
……………1片（約200～250g）
水……約1200ml（可以將入鍋的雞肉完全淹沒的分量）

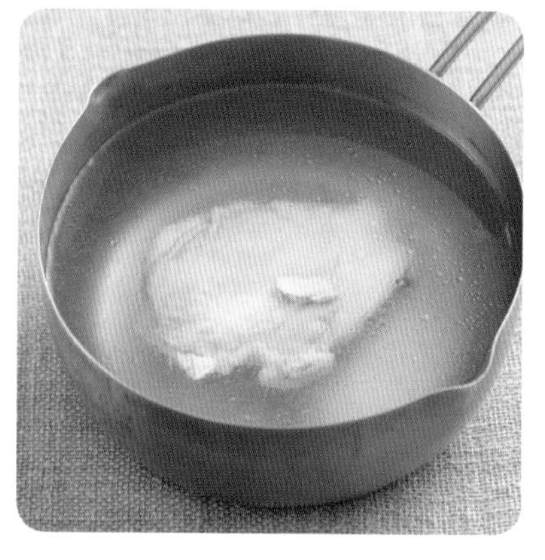

※水量必須能夠淹沒雞肉，雞肉才容易煮熟，而且必須蓋上鍋蓋。
※雞肉可以當成蔬菜湯的湯料，也可以沾橙醋醬或山葵醬油享用。

【用法】

1. 將雞肉拿出來回溫（從冷藏庫中拿出來，大約放置10分鐘左右會比較容易煮熟）。
2. 將水放入一個較厚的鍋子，煮沸。
3. 煮沸後，將雞胸肉放入沸水中。
4. 用吸油布（料理用PP不織布）蓋住雞胸肉，然後蓋上鍋蓋，熄火，直接放涼。
5. 放涼後取出雞胸肉，用吸油布（料理用PP不織布）過濾湯汁。清淡的雞湯便大功告成。
6. 煮蔬菜湯時，將雞湯一起放進去煮。

MEMO

雞肉富含可保持或增加肌肉量所最必要的蛋白質（胺基酸），容易營養不良的高齡者或肝病患者，可以多攝取加了雞高湯的蔬菜湯。也可放入雞骨一起煮湯以攝取膠原蛋白。

貝類

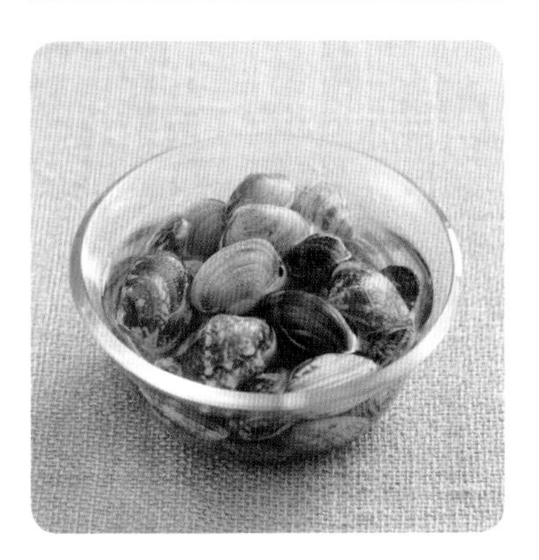

【材料】

蛤蜊……………10顆（相對於水900ml）

【用法】

1. 讓蛤蜊吐沙，充分洗淨。
2. 在蔬菜湯煮好前7～8分鐘放進去。
3. 煮好後，取出蛤蜊殼。

※讓蛤蜊吐沙時，不要放進料理盆，而是排進平底方盤（不讓蛤蜊重疊）中，然後注入剛好可淹沒蛤蜊的鹽水（鹹度同海水一樣），再蓋上報紙遮住光線，靜置3～4小時，夏天則放入冰箱冷藏。這樣可讓蛤蜊充分活動，將沙吐淨。

小魚乾

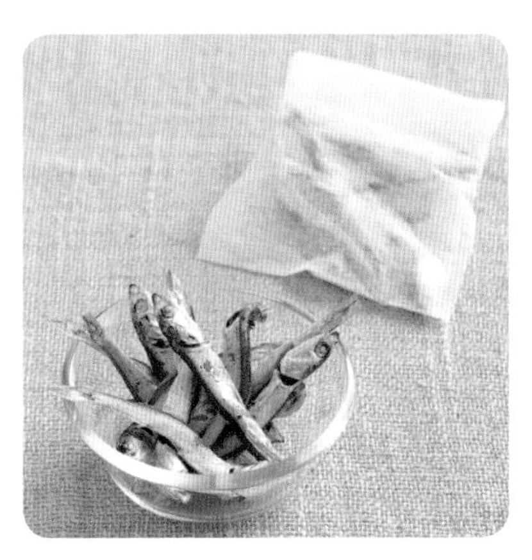

【材料】

小魚乾
………7～8條左右（相對於水900ml）

【用法】

1. 將小魚乾放入不織布做的花茶袋中。
2. 和蔬菜一起煮。
3. 待湯汁放涼後，取出小魚乾袋。

加了水果更美味
放入水果，會多一點點甜、一點點酸

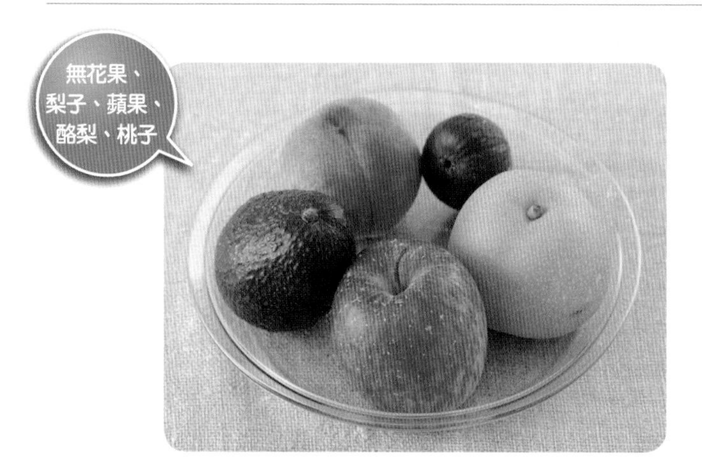

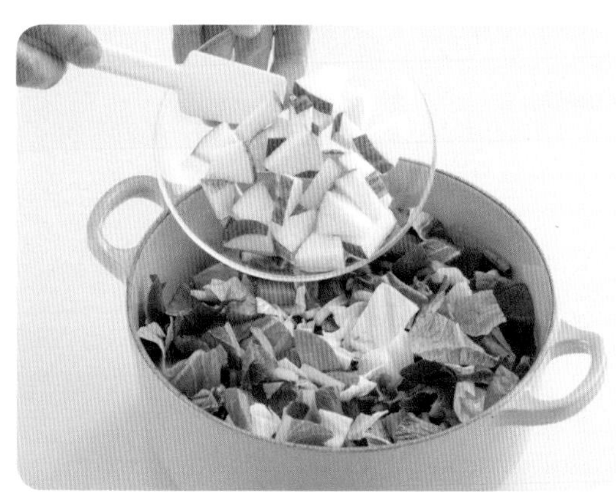

圖中放的是蘋果。可以切成蘋果丁後放入一起煮，也可煮好後，放入刨成細絲的蘋果絲。

MEMO

蔬菜湯中加入水果，會多一點甜味和酸味而更可口。蘋果、酪梨、無花果、梨子、桃子等，請隨喜好放入，尤其在容易食欲不振的夏天更值得一試。蔬菜湯不只適合大人，也適合給小孩、小孫子吃，而加了水果的吃法會更受到歡迎。此外，歐洲人喜歡在蔬菜湯裡放一點醋，更添美味。

用油炒過再煮，湯頭會更濃郁，營養更好吸收

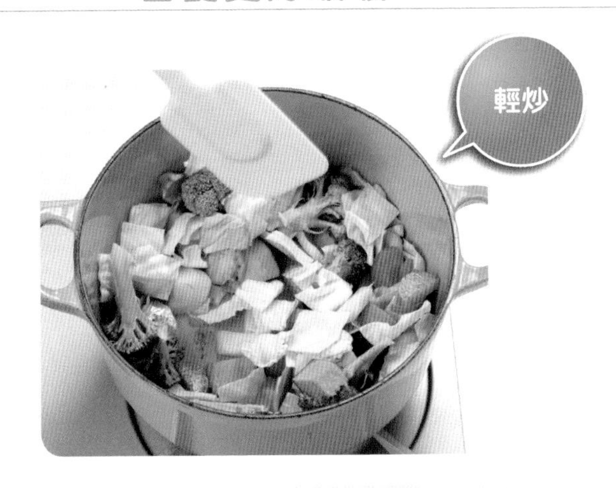

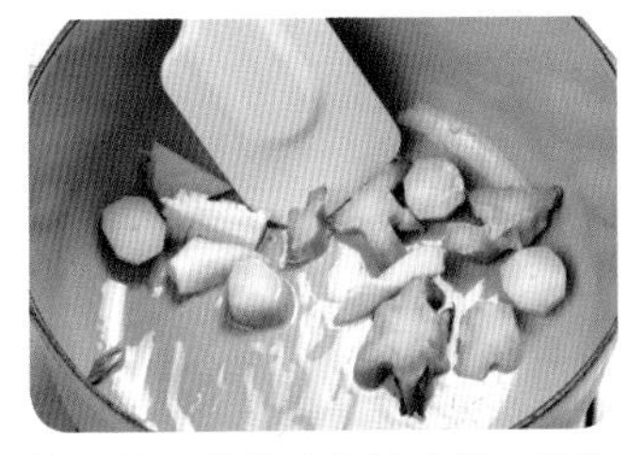

使用偏硬蔬菜或莖的時候，可先炒過再煮。

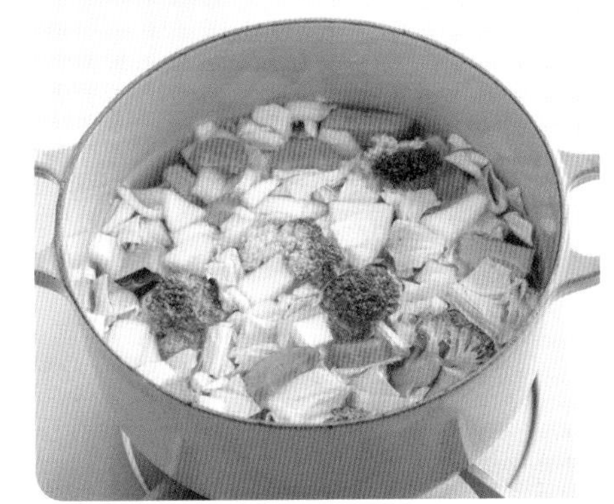

炒過再煮，很快就煮軟了。

MEMO

在煮之前先將蔬菜炒過，湯汁會比較濃郁。使用偏硬蔬菜或莖的時候，先用油炒過再煮會較快軟化。此外，胡蘿蔔、菠菜等富含脂溶性維生素的蔬菜，和油一起炒能提高吸收率。

煮蔬菜湯時，放入魚、肉、牛奶一起煮，就能同時攝取到動物性蛋白質，可幫助生病而體力衰弱的人、食量少而無法充分攝取營養的老年人恢復體力。也可用魚骨、雞骨一起煮湯。

加了魚的蔬菜湯

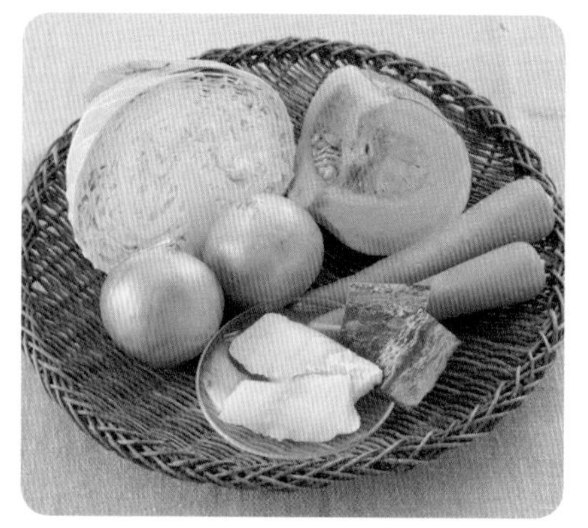

【材料】完成後 約800～900ml

洋蔥、胡蘿蔔、高麗菜、南瓜
……………………………………… 合計300g
白肉魚的切片
………………………… 小2片（120g左右）
水…………………………………………… 900ml
煮過高湯的昆布
…………………………………… 5cm方形2片

【作法】

1. 將蔬菜充分洗淨。
2. 洋蔥去皮，切成一口大小。胡蘿蔔連皮切成一口大小。
高麗菜切成一口大小。南瓜去籽，連皮切成一口大小。

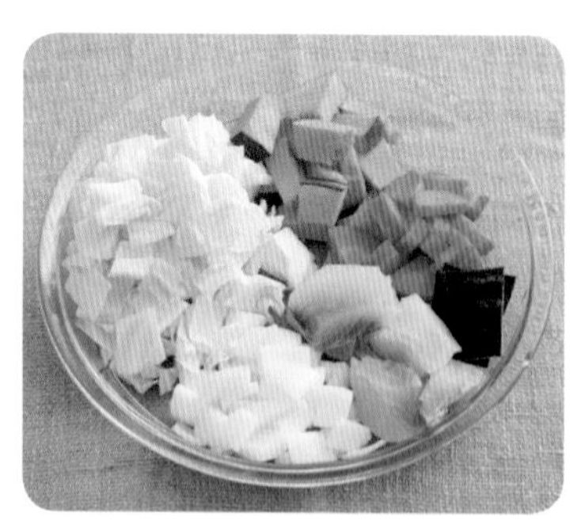

材料如圖所示

3. 將魚切成一口大小，用熱水汆燙一下，去皮去骨。
4. 將②的蔬菜、③的魚、水、煮過高湯的昆布放入鍋中，蓋上鍋蓋，加熱。
煮到快沸騰時轉小火，續煮30分鐘，煮至蔬菜變軟為止。
煮的過程中將浮沫撈掉。煮好後將昆布拿出來。
5. 做成濃湯的話，待④的湯汁放涼後，用調理機或手持電動攪拌棒打勻即可。

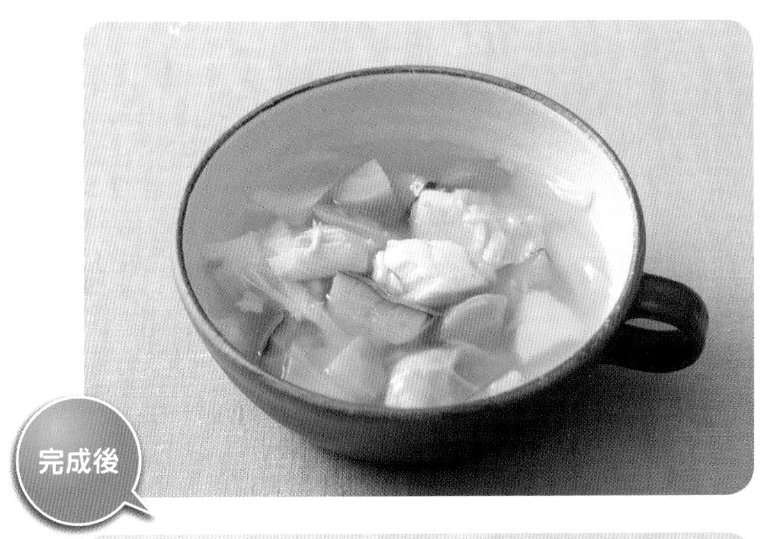
完成後

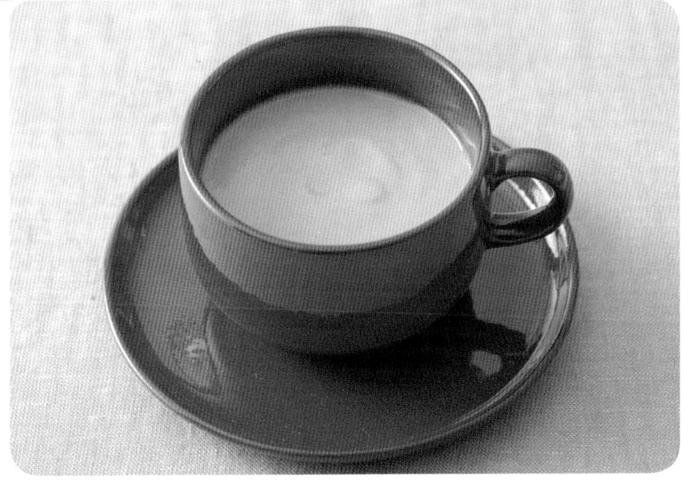

加了肉的蔬菜湯

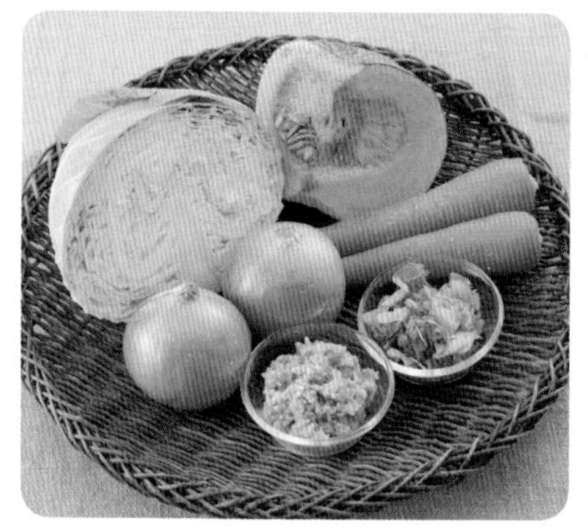

【材料】完成後　約800～900ml

洋蔥、胡蘿蔔、高麗菜、南瓜 ……………… 合計300g
雞絞肉（腿肉或雞胸肉）……………… 100g
水 ……………… 900ml
柴魚片 ………… 1小撮（放入不織布做成的花茶袋中）

【作法】

1. 將蔬菜充分洗淨。
2. 洋蔥去皮，切成一口大小。胡蘿蔔連皮切成一口大小。
   高麗菜切成一口大小。南瓜去籽，連皮切成一口大小。
3. 將雞絞肉放入鍋中，加熱乾煎。待雞絞肉變白後，加水。煮沸後，轉小火，撈去浮沫。
4. 將②的蔬菜、柴魚片的袋子放入③中，蓋上鍋蓋續煮30分鐘，煮至蔬菜變軟為止。
   待湯汁放涼後，取出柴魚片的袋子。
5. 做成濃湯的話，待④的湯汁放涼後，用調理機或手持電動攪拌棒打勻即可。

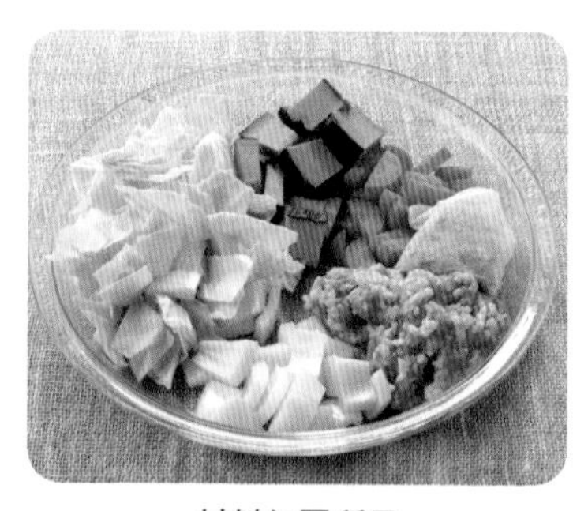

材料如圖所示

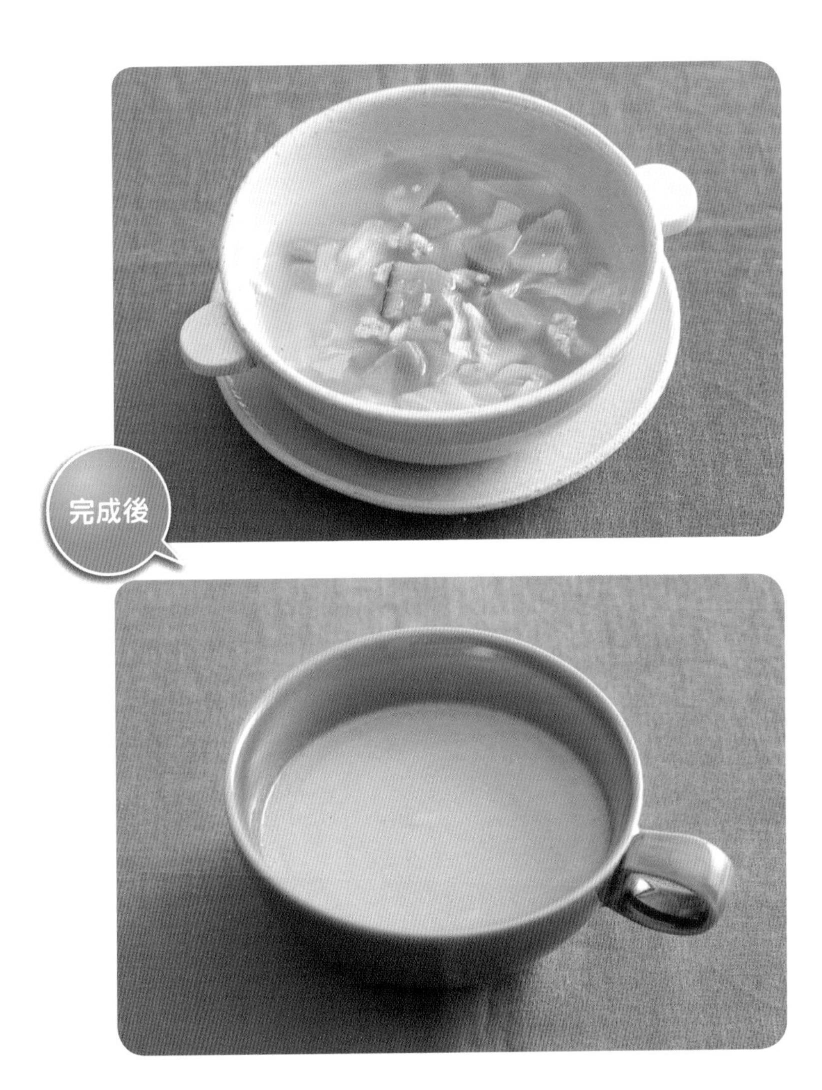
完成後

加了牛奶的蔬菜湯

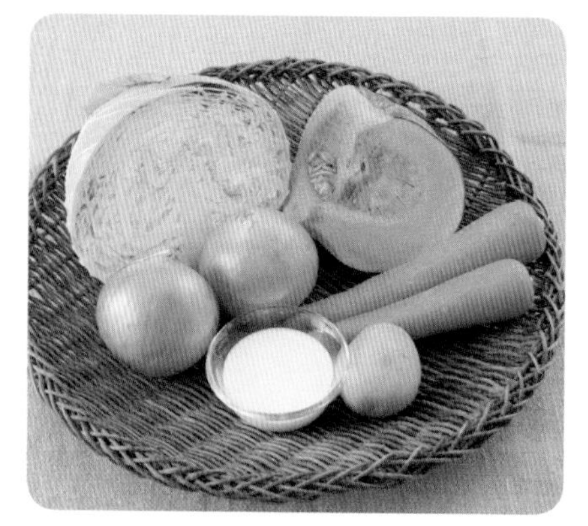

【材料】完成後 約800～900ml

洋蔥、胡蘿蔔、高麗菜、南瓜 ………………………………合計300g
水………………………………………………700ml
（也可用第52頁的雞湯來代替水）
牛奶……………………………………………200ml
馬鈴薯………………小1/2個（60g左右）

【作法】

1. 將蔬菜充分洗淨。
2. 洋蔥去皮，切成一口大小。胡蘿蔔連皮切成一口大小。
高麗菜切成一口大小。南瓜去籽，連皮切成一口大小。
3. 將②的蔬菜和水放入鍋中，蓋上鍋蓋，加熱。煮至快要沸騰時轉小火，續煮30分鐘，煮至蔬菜變軟為止。
4. 待蔬菜變軟後，放入牛奶、洗淨後連皮刨成絲的馬鈴薯絲，然後邊用小火加熱邊從鍋底翻攪，煮至沸騰且呈濃稠狀為止。
5. 做成濃湯的話，待④的湯汁放涼後，用調理機或手持電動攪拌棒打勻即可。

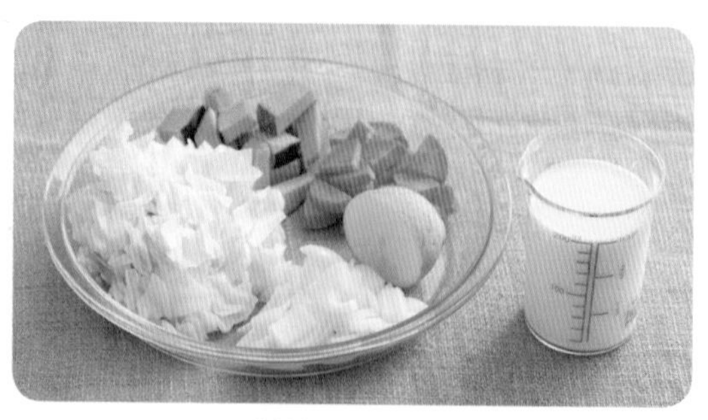

材料如圖所示

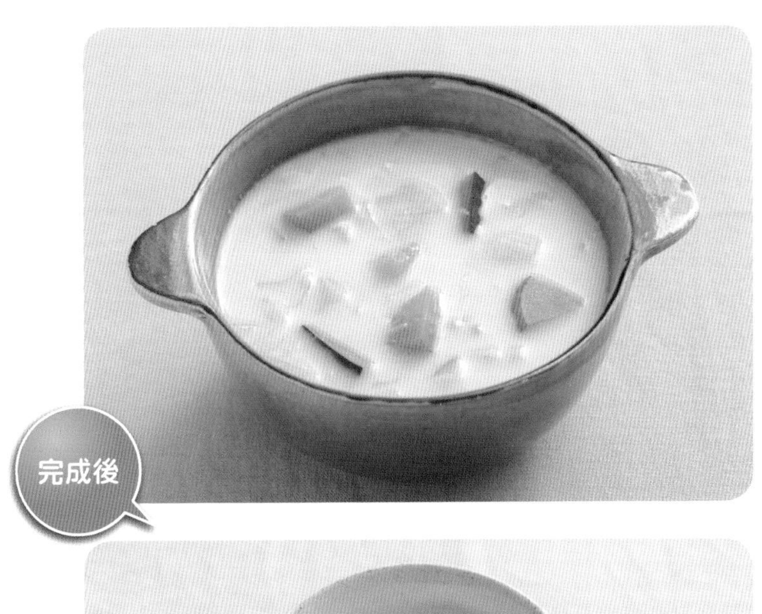
完成後

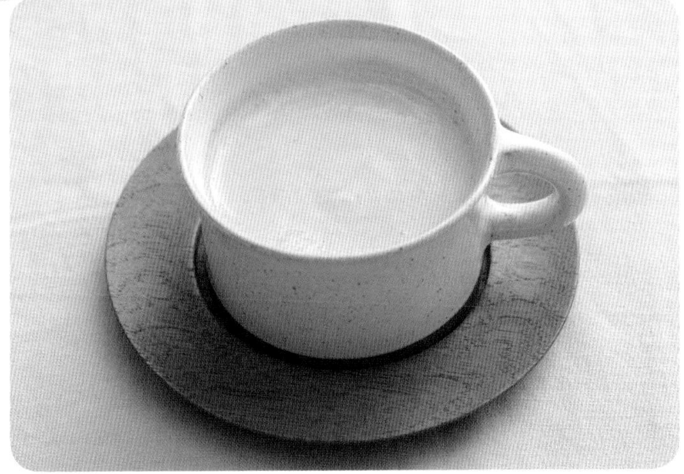

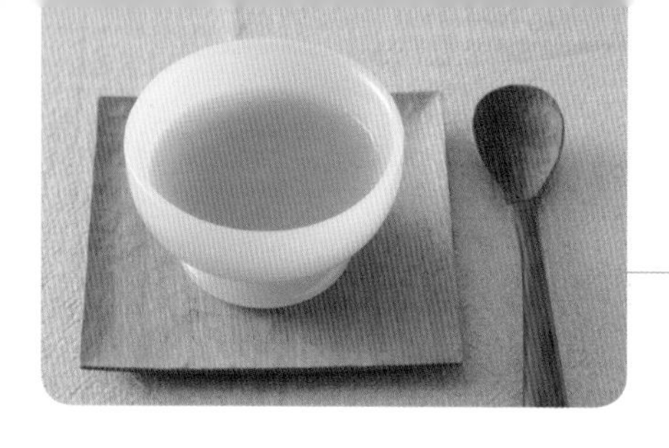

胡蘿蔔湯

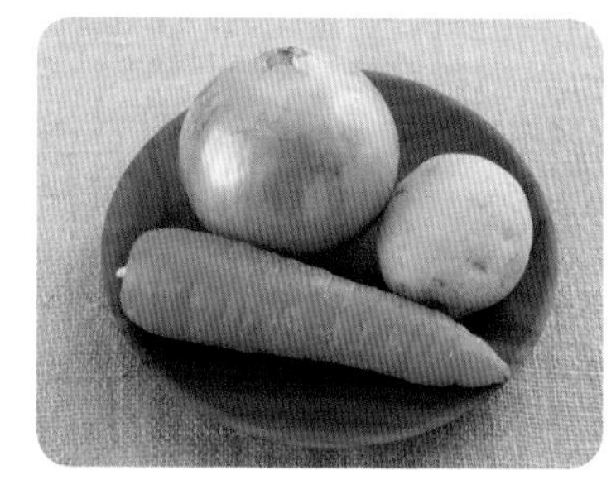

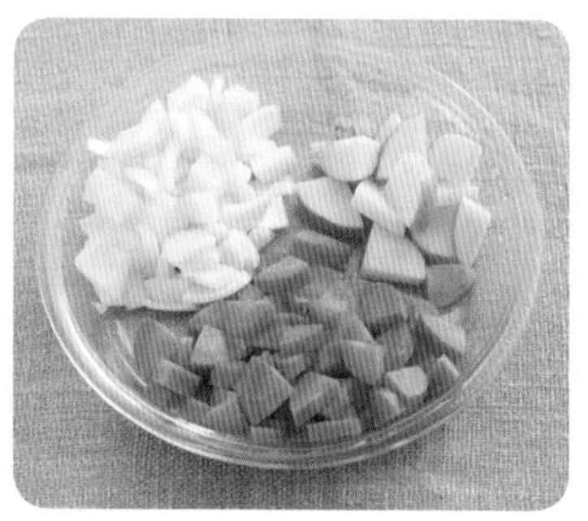

材料如圖所示

【材料】完成後　約800～900ml

洋蔥、馬鈴薯……………………合計100g
胡蘿蔔……………………………………200g
水……………………………………………900ml

【作法】

1. 將蔬菜充分洗淨。
2. 洋蔥去皮，切成一口大小。胡蘿蔔連皮切成一口大小。馬鈴薯連皮切成一口大小。
3. 將②的蔬菜和水放入鍋中，蓋上鍋蓋，加熱。煮至快要沸騰時轉小火，續煮30分鐘，煮至蔬菜變軟為止。
4. 待③的湯汁放涼後，用調理機或手持電動攪拌棒打勻即可。

MEMO

滑順易入喉的濃湯很適合當成照護餐，提供給咀嚼能力、吞嚥能力低下的人。如果不打成濃湯，蔬菜的營養也已經煮進湯汁裡了，因此光喝湯也能補元氣。這種照護餐對預防營養不良非常有效。此外，也可以將麵包撕碎放進湯中，不但能增加濃稠度，也能提高營養價值。

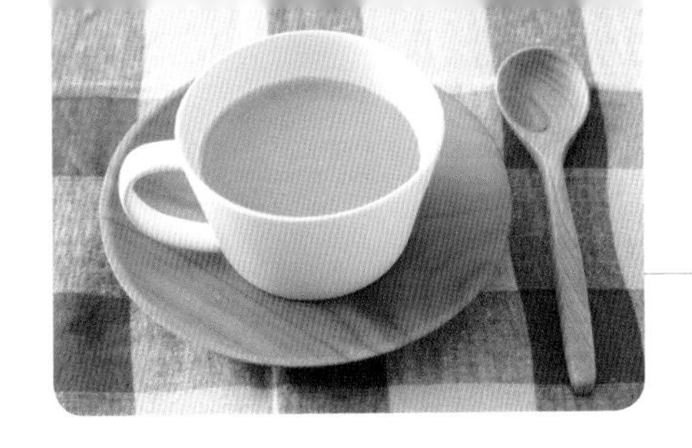

南瓜湯

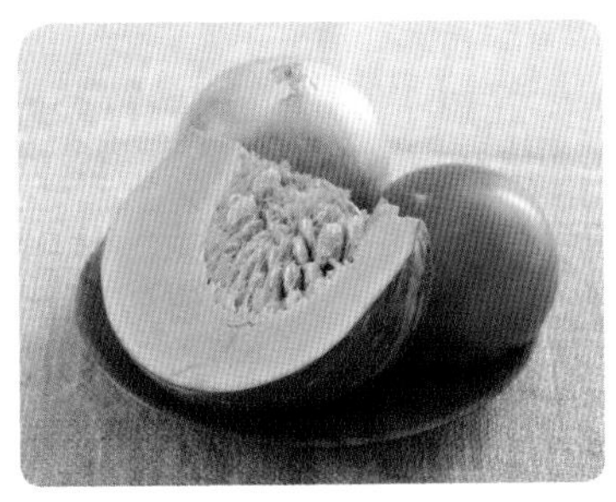

【材料】完成後　約800～900ml

洋蔥、番茄……………………合計100g
南瓜……………………………………200g
水……………………………………900ml

【作法】

1. 將蔬菜充分洗淨。
2. 洋蔥去皮，切成一口大小。番茄去蒂，連皮切成一口大小。南瓜去籽，連皮切成一口大小。南瓜的瓜瓤可讓湯汁濃郁且甘甜，不要去掉，要一起放進去煮。
3. 將②的蔬菜和水放入鍋中，蓋上鍋蓋，加熱。煮至快要沸騰時轉小火，續煮30分鐘，煮至蔬菜變軟為止。
4. 待③的湯汁放涼後，用調理機或手持電動攪拌棒打勻即可。

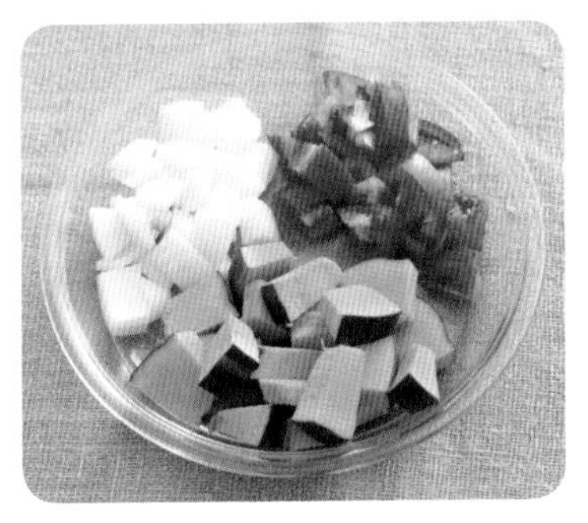

材料如圖所示

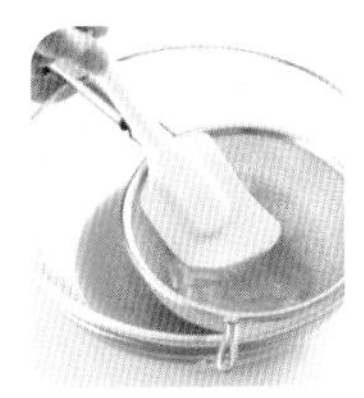

要讓湯汁更滑順的話，可以再用濾網過濾。

MEMO

將食物從口中吃下去這件事，對於維持身體機能極為重要，且能提高求生欲望。要利用蔬菜湯作為照護餐的話，為方便食用，應去掉蔬菜的皮，或是延長烹煮的時間，也能加以調味來促進食欲。請善加利用蔬菜湯，在注意不讓對方嗆到的情況下，盡量讓對方享受飲食的快樂。

將蔬菜湯做成冰箱常備菜的話，使用時只要再加一點工夫，就是一道美味佳餚了。可用於味噌湯、燉菜、煮物、麵品等各式料理中。加上魚或肉，就是一道美味湯品。這裡介紹應用於咖哩和粥的兩種方法。

用濃湯做成雞肉咖哩

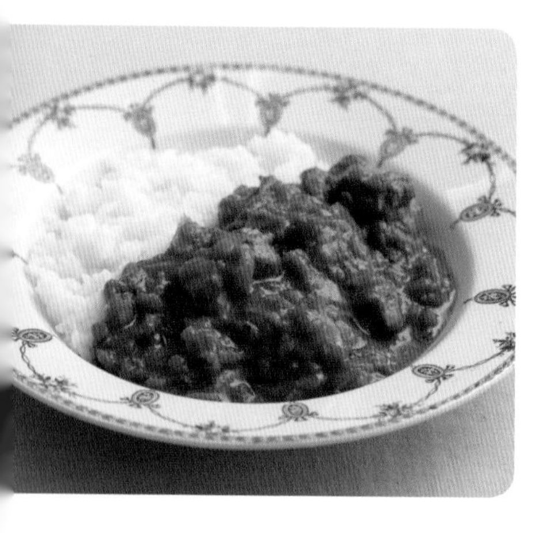

【材料】2人份

蔬菜湯（濃湯）……1/4量（約200ml）
洋蔥……大1/2個
番茄……中1個
蒜、薑……各1瓣
雞腿肉……1/2片
鹽……少許
咖哩粉……1/2～1大匙
橄欖油……適量

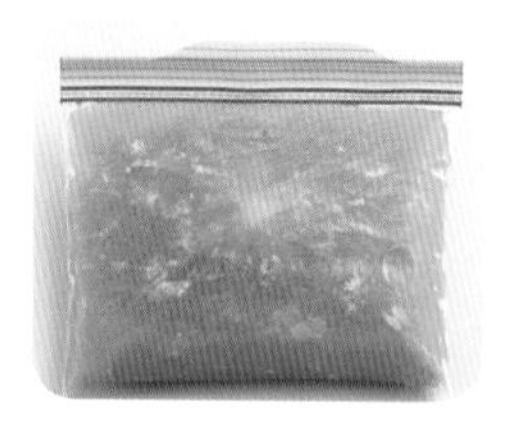

【作法】

1. 洋蔥去皮，切成粗末。
2. 蒜和薑磨成泥，泡在50ml的水中。
3. 番茄連皮切成1cm小丁。
4. 雞腿肉切成一口大小，均勻地撒上鹽巴。
5. 將洋蔥、橄欖油放入平底鍋中，用稍強的中火炒至呈金黃色，然後放入②，炒至收汁。放入③，再炒至收汁。放入咖哩粉續炒，再放入蔬菜湯。
6. 待⑤沸騰後，放入④，蓋上鍋蓋，以小火續煮20分鐘。
7. 用鹽巴（分量外）調味，淋在飯上。

用好料湯做成粥

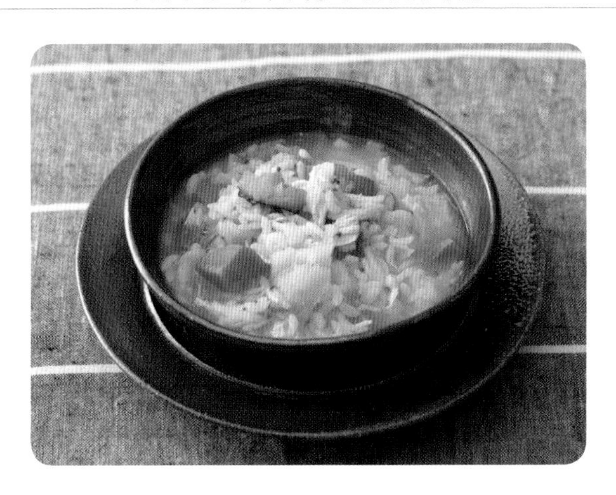

【材料】1人份

蔬菜湯（好料湯）………………… 300g
飯 ……………………………………… 1/2碗
水煮雞肉 ……………………………… 適量
※水煮雞肉的作法請參考第52頁的雞湯
鹽　少許

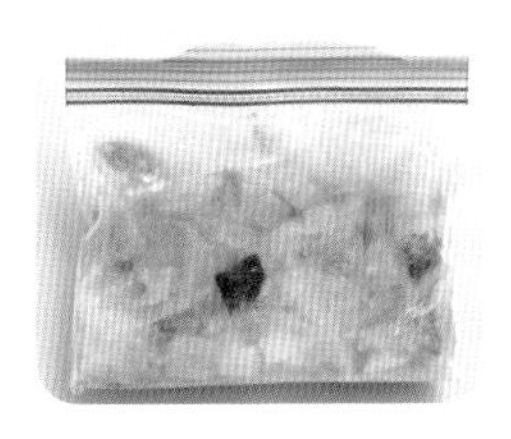

【作法】

1. 將蔬菜湯、飯、切成薄片的水煮雞肉放入鍋中，煮至飯變軟為止。
2. 用少許鹽巴調味。

MEMO

做成冰箱常備菜時還不要調味，等到實際料理時再調味即可，這樣才方便廣泛應用。

今年夏天，由於學會在法國召開，我就順便到了西班牙，走訪日本雜誌介紹為擁有「全世界最美味湯品」的巴斯克地區。

下面那兩張圖，是巴斯克某漁村的庶民餐廳提供的湯，是用當地現捕海鮮搭配蔬菜一起熬煮成的，滋味十分濃郁。

我還在另一家店品嘗了用帶骨肉塊熬成高湯後，再放入蔬菜一起燉煮的湯。不論哪一種，都是利用身邊新鮮食材做成的鄉土料理。

「全世界最美味湯品」，其實就是營養豐富的巴斯克家庭風味料理。

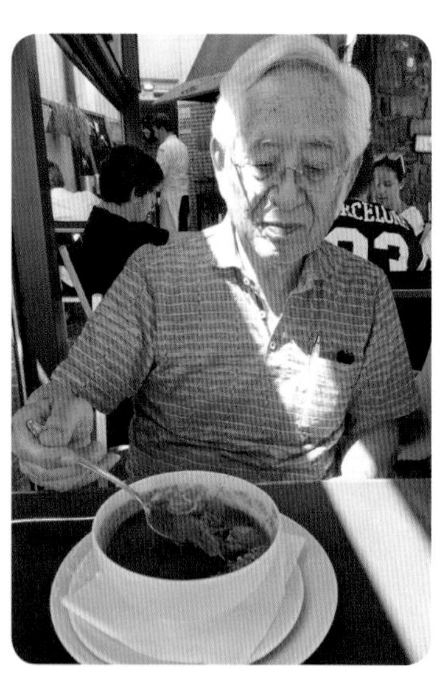

我在巴斯克地區某漁村的平價餐廳中享用美味湯品。

【西班牙巴斯克地區的湯品】

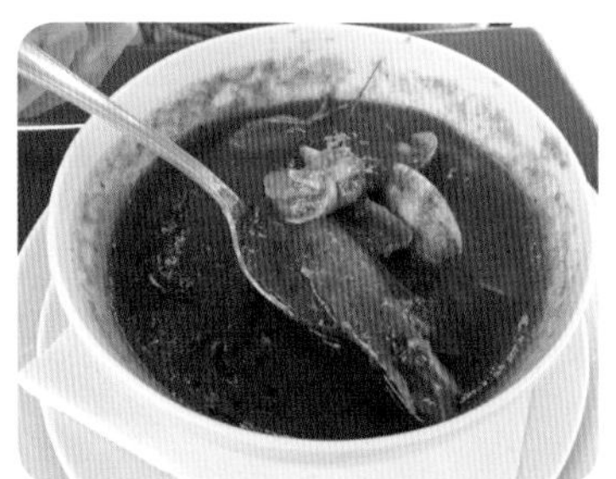

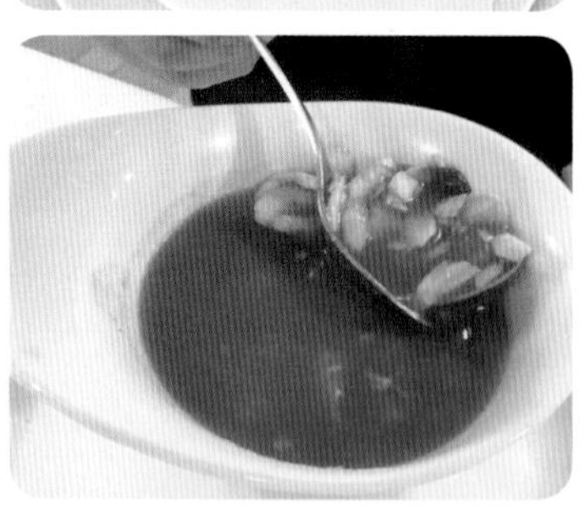

用當地現捕海鮮和蔬菜一起熬煮的湯。

【我家的蔬菜湯和材料】

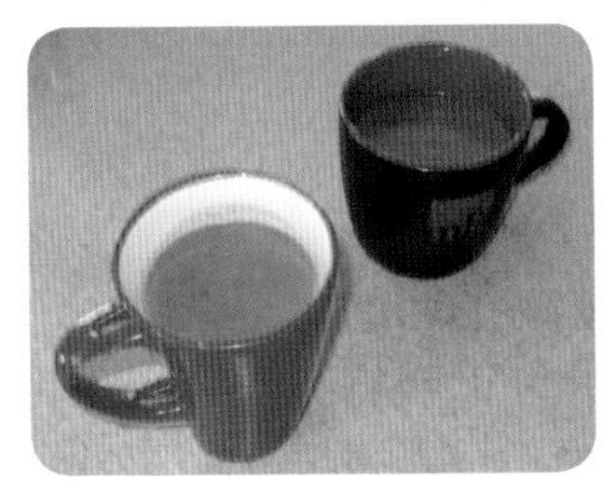

每一天
就從蔬菜湯開始

以使用了五年的馬克杯裝250～330ml的蔬菜湯。熊本地震時，家裡許多碗盤都摔壞了，但這個馬克杯還完好如初。

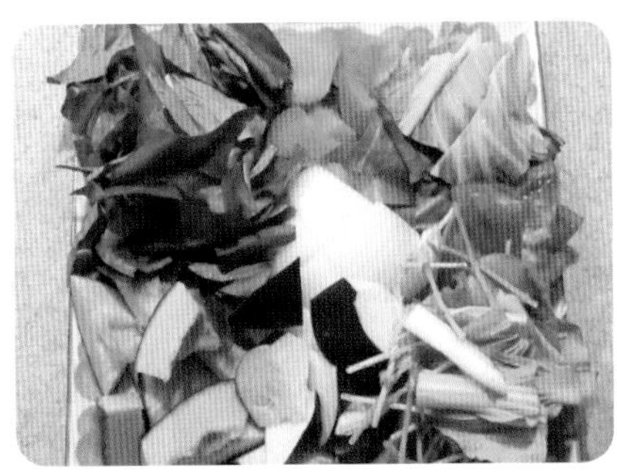

材料每次都不一樣
冰箱有什麼蔬菜就用什麼

從左上順時針起，依序為辣椒葉、胡蘿蔔、高麗菜（外側葉子）、番茄、小松菜、皇宮菜、水菜的莖、青江菜的莖、小松菜的莖、茄子、南瓜、洋蔥。

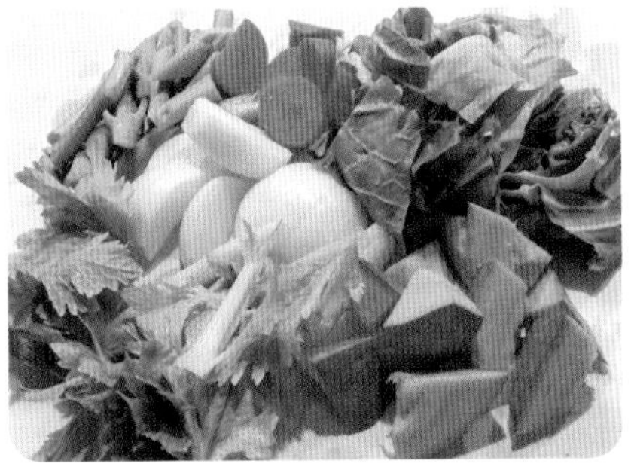

某一天的蔬菜湯材料
以時令蔬菜為主

從左上順時針起，依序為綠花椰菜的莖、胡蘿蔔、高麗菜（外側葉子）、南瓜、芹菜、洋蔥。

我們家的蔬菜湯，都只用清水煮蔬菜而已，非常簡單。每天早餐，我們就是吃麵包、打成濃湯的蔬菜湯，再搭配果汁或咖啡，一共三樣。

晚餐我們有時吃肉有時吃魚，但絕對少不了蔬菜。如果做燉煮料理，除了肉以外，一定還會放入許多的番茄、芹菜、高麗菜、洋蔥等蔬菜。煮魚時，也會放入大量的蔬菜一起煮。我們還常吃有很多蔬菜的味噌湯，或是煮各式各樣的蔬菜料理。

喝蔬菜湯是每天的習慣，因此必須作法簡單、不花太多錢，最重要的是百喝不厭的美味。

前田家的蔬菜湯作法

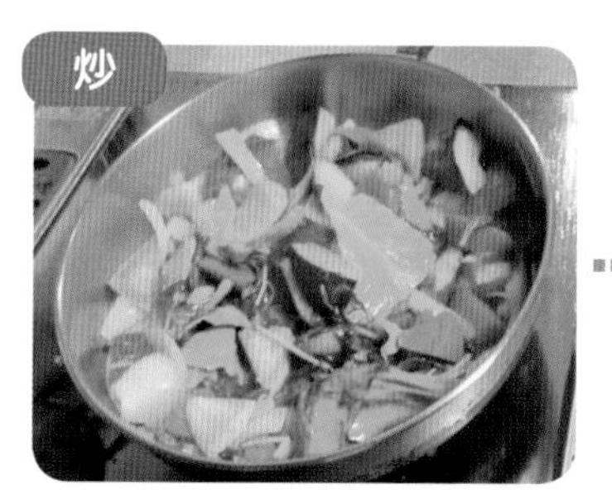

蔬菜的芯和莖、偏硬的蔬菜，在煮之前先用油稍微炒一下會較快煮軟。

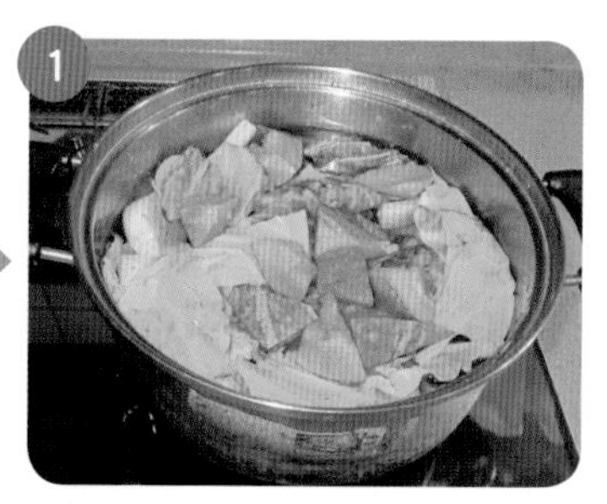

將蔬菜和水一起放入鍋中煮。

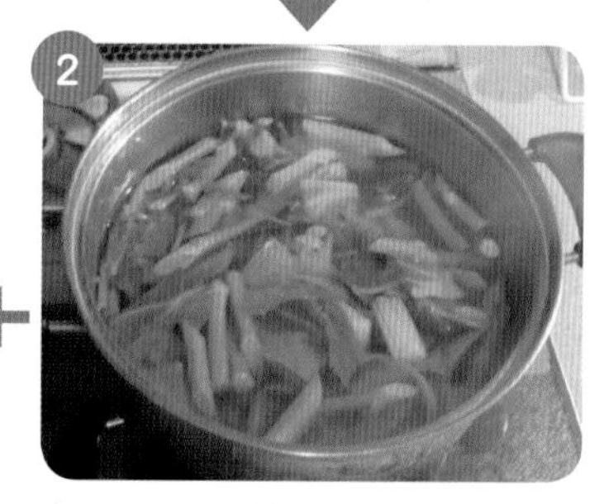

煮30～60分鐘，煮至蔬菜變軟為止。

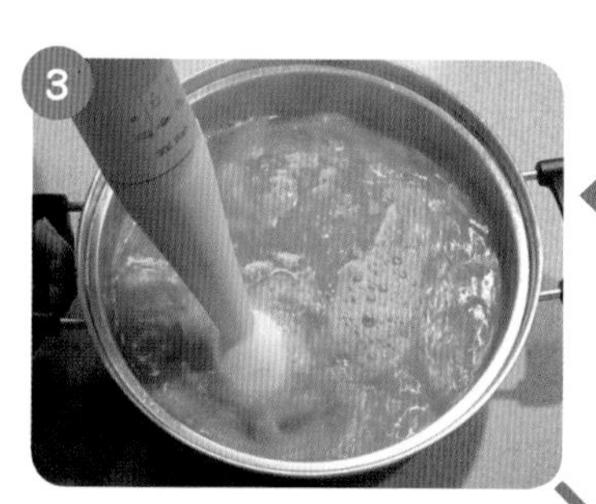

稍微散熱後，用手持電動攪拌棒打勻，做成濃湯。

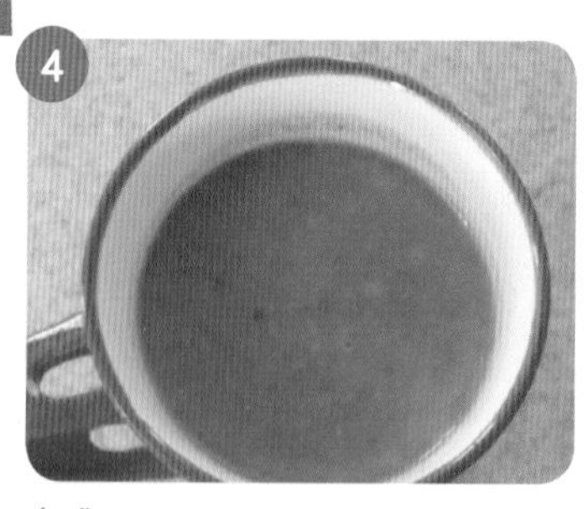

完成。

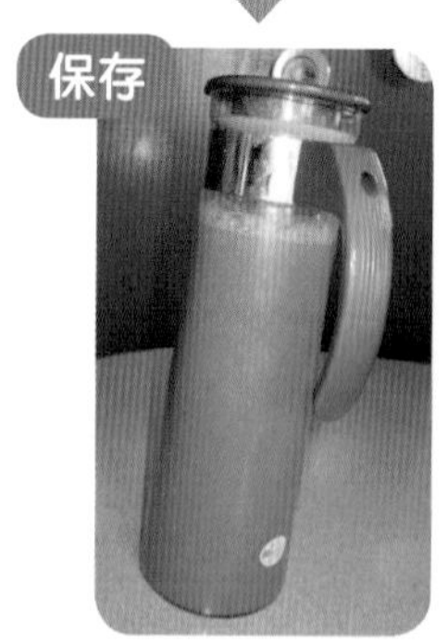

煮好後放入冰箱冷藏。
這些是2天份。

第3章

身為抗癌藥劑研發者，我之所以推薦「蔬菜湯」的理由

癌症相關研究已經證實！最佳預防方法是「藉蔬菜湯來消除活性氧之毒」

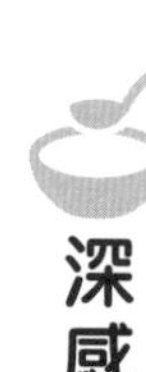

深感治癌之難，因而投入防癌相關研究

「有沒有什麼飲食方法可以預防癌症？」

我從事癌症、特別是治療癌症的研究，已經超過五十年了。另一方面，我也投入防癌相關研究，結果告訴我，「吃蔬菜湯是最佳防癌方法」。

我之所以投入防癌研究，乃因身為一名抗癌藥劑的研究開發人員，我深深感到治療癌症的困難度。

使用抗癌藥劑的化學療法，會伴隨食欲不振、嘔吐、掉髮、肝臟受損、腎臟受損、末梢神經受損等嚴重副作用，原因就是藥劑不僅傷害癌細胞，也傷害正常

細胞。此外，最新抗癌藥劑的治療費用相當高，很多人因負擔不起而無法如願接受治療。

為了解決治癌問題，我一直以開發出不傷害正常細胞，只集中對癌細胞產生作用的抗癌藥劑為目標。

癌症治療方法的研究不斷創新、進步中，但最佳狀態還是不要得癌症吧，因此，預防重於一切。

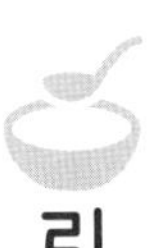

引發癌症的凶手是「活性氧」

癌症的導火線是「活性氧」這種劇毒物質。

看到活性氧的「活性」二字，容易有「比一般的氧氣更活潑，能夠讓身體更有元氣」的印象。但其實正好相反，活性氧是一種會對身體造成嚴重傷害的物質。活性並非「active＝活潑的」之意，而是「reactive＝反應強烈的」之意。簡單說，活性氧是一種容易與其他物質結合的氧氣。

活性氧與其他物質結合的反應，稱為「氧化」。日常生活中，我們常常看得到氧化現象，例如蘋果切開後放置一段時間就會變成咖啡色，鐵持續暴露於空氣（氧）中，就會生鏽壞掉。這就是氧化。

同樣的氧化現象也會發生在人體內。活性氧會讓包覆細胞的細胞膜、細胞中的基因氧化而造成傷害。活性氧雖有殺傷入侵體內病毒、細菌的功效，但長期持續增加，便會損及健康。

我們吸入的氧氣中，有百分之二至三會在體內變成活性氧。此外，紫外線、放射線、食品添加劑、香菸、病毒感染、睡眠不足、壓力等，都是活性氧的發生源。

為了不受活性氧傷害，我們的身體會製造可消除活性氧的抗氧化酵素，也就是說，我們本身即具備抗氧化能力，只要這種能力確實發揮作用，便能防止活性氧過度增加。

但是，隨著年齡增加，我們身體具備的抗氧化能力會下降而無法處理活性氧，於是，活性氧一發不可收拾，導致正常基因、細胞受損，細胞就突變而罹癌。癌細胞的發生、惡化、增生、轉移，這一整套程序都與活性氧有關。活性氧會致癌這個事實，已經獲得許多研究的證明了。

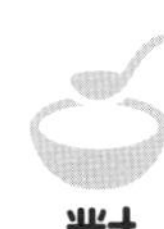

對抗活性氧，除了吃蔬菜別無他法

該怎麼做才能對抗活性氧這種劇毒呢？我想到的辦法是，將有抗氧化作用的物質吃進體內，藉以中和、消除活性氧。具體做法是，攝取蔬菜中的植化素。植化素是植物本身為防止紫外線、害蟲等傷害而製造出來的物質總稱，也是構成植物色素、香氣、苦味等的成分。

蔬菜中富含有強力抗氧化作用的植化素，但人體本身無法自行製造。除了吃蔬菜，別無其他可對抗活性氧的有效方法了。

要最大限度地吃到蔬菜中的抗氧化物質，調理方法十分重要，就是將蔬菜加熱。蔬菜經過烹煮，這些成分會大量溶解到湯汁中，因此吃蔬菜湯，便能強化對抗活性氧的抗氧化能力。

我認為，喝蔬菜湯才是預防癌症的最佳對策。

抑制活性氧的飲食方法是吃喝蔬菜湯！效果比吃沙拉強十倍到百倍！

美國文化盛行，因而產生吃生菜的信仰

要有效利用可消除活性氧的蔬菜抗氧化物質，調理方法十分重要。根據我的研究，吃蔬菜的話，比起生菜沙拉，煮成湯的效果才是最好的。理由如下。

蔬菜中有豐富的植化素，這些化合物具有強力的抗氧化作用，是消除活性氧、預防癌症的主要成分。

所謂植化素，是植物為保護自己不受紫外線、害蟲等的傷害而製造出來的物質之總稱，也是構成植物色素、香氣、苦味等的成分，例如，番茄的茄紅素、胡蘿蔔和南瓜的類胡蘿蔔素、菠菜的葉黃素、綠茶的兒茶素等。

聽到「要預防疾病就多吃蔬菜」，很多人會想成吃生菜沙拉。吃滿滿一大盆生菜沙拉似乎很健康，這種印象已經深植人心了。

生菜沙拉有益健康這種信仰，來自美國的沙拉飲食文化，而且在日本、法國普及開來。戰後美國文化蔚為風潮，生菜沙拉於是成為餐桌上的經典美食。

也許你會覺得意外，中國、俄羅斯、昔日的法國和日本，都沒有生吃蔬菜的習慣。中國人主要會用油來炒，俄羅斯人和法國人會煮湯或是加熱，日本人則多半做成煮物或味噌湯。

其實，攝取植化素最有效率的方法，不是吃生菜沙拉，而是將蔬菜加熱調理成蔬菜湯。

不破壞蔬菜的細胞壁，便無法利用其有效成分

植化素多藏在蔬菜的細胞內（請參考第76頁圖）。包覆細胞的細胞壁是用纖維素（Cellulose）這種膳食纖維做成的，構造堅固，稍微咬一下並不足以破壞。

另一方面，內側的細胞膜則非常柔軟易破。細胞壁與細胞膜的關係恰如汽車的輪胎與內胎般。

要取出植化素，就得破壞這道堅固的細胞壁才行，但是，即便用菜刀切也無法完全破壞，那麼，即便我們吃下肚，也無法消化纖維素。

要破壞堅固的細胞壁，最簡單的方法就是把蔬菜煮成蔬菜湯。大部分的蔬菜都是只要加熱5至10分鐘，細胞就會破裂，細胞內的有效成分約八成會溶解到湯汁中。

不把蔬菜加熱以破壞它的細胞，就難以吸收它的有效成分

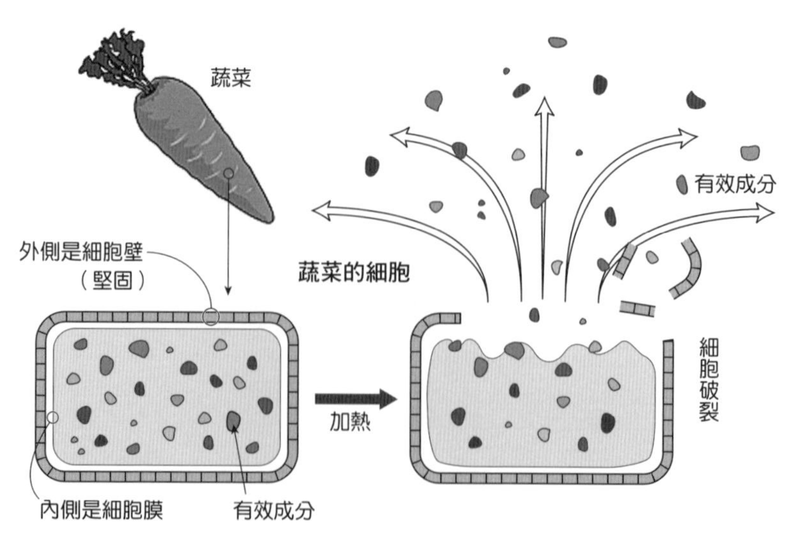

蔬菜的細胞被構造堅固的細胞壁包覆住，只是咬一下並不會咬破。但是，只要用95～100℃的熱水煮5分鐘左右，細胞壁便會損壞，細胞內超過80%的成分會溶解於煮汁（湯汁）中。換句話說，加熱蔬菜而煮成蔬菜湯，才能大量吸收它的有效成分。

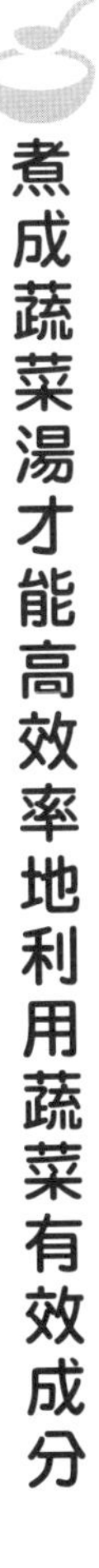

煮成蔬菜湯才能高效率地利用蔬菜有效成分

我們的實驗已經證明，蔬菜的消除活性氧功能，用蔬菜煮出來的煮汁（蔬菜湯），比起磨碎後的新鮮蔬菜強10至100倍（參照78頁圖）。蔬菜湯中會有大量的多酚、黃酮類化合物、類胡蘿蔔素等植化素溶解進去，而且，維生素C、葉酸、維生素K等維生素，以及礦物質的含量也很豐富。溶解於湯汁中的有效成分，呈現被腸道有效吸收的狀態。

相對地，新鮮蔬菜的有效成分並未充分釋放出來，還留在細胞中，因此不易被腸道吸收。事實上，我們檢驗了吃生菜以後的糞便，發現蔬菜的細胞在未消化的狀態下就被排泄到糞便中了。

結論就是，要消除活性氧這個癌症等百病之源，預防疾病，不是吃生菜，而是吃蔬菜湯才是最佳對策。

新鮮蔬菜與蔬菜湯的抗氧化能力之比較

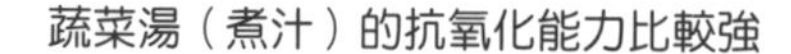

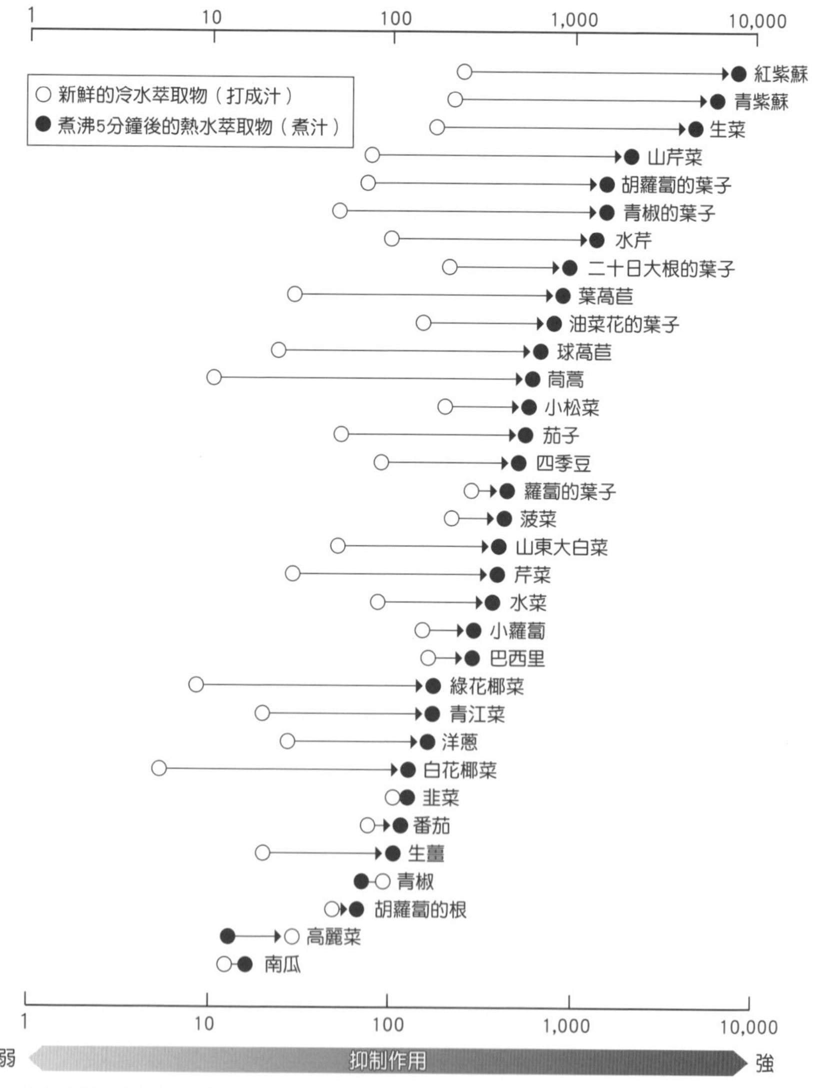

※利用新鮮蔬菜的冷水萃取物，以及煮沸 5 分鐘後的熱水萃取物的成分，來檢驗它們對脂質自由基（Lipid radical）的抗氧化能力。

※數字越高表示活性越強。幾乎所有蔬菜都是煮沸後，湯汁的抗氧化能力值便上升。

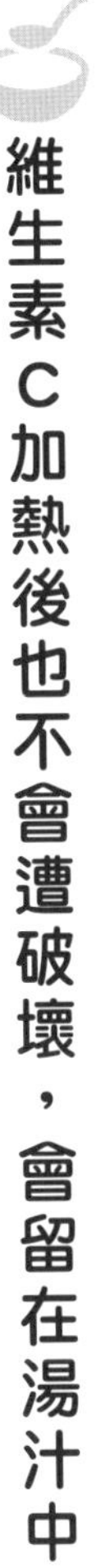

維生素C加熱後也不會遭破壞，會留在湯汁中

過去，烹飪節目等經常說「蔬菜最好是生吃」，於是人們一直深信「加熱蔬菜會破壞它的維生素C。要攝取維生素C就要避免加熱，應該直接吃生菜沙拉」。

但是，這句話僅在實驗室有效。實驗上，溶化維生素C（抗壞血酸）的水，經煮沸10～20分鐘後，百分之90～１００的維生素C會氧化而分解，失去營養價值。單獨以維生素C做實驗，結果的確是不耐熱。

然而，將蔬菜煮成蔬菜湯就不一樣了。由於維生素C與維生素E、多酚等各種抗氧化物質同時存在，因此加熱也不會分解，大部分都會留下來。就連馬鈴薯，用沸水煮30分鐘，維生素C還會保留百分之60。結論是，以整個蔬菜做實驗，答案就截然不同了。

只是，蔬菜湯的維生素C是溶解到湯汁裡，因此重點在喝湯。

推薦給癌友！蔬菜湯能夠減輕治療的副作用，並有效防止復發

有助於減輕藥物及放射線的副作用

日本今天已經走到了超高齡社會，以及兩人中便有一人罹癌的時代。不論多麼注重養生，依然無法避免罹癌的風險。

正在抗癌或是已經抗癌成功的朋友，我建議你要多多攝取蔬菜湯，它會幫助你度過癌症治療、克服癌症。

不論化學治療（抗癌藥劑）或放射線治療，都會產生大量的活性氧。

為什麼？因為很多抗癌藥劑都是靠製造活性氧來殺死癌細胞。前面也提過，這些藥劑不僅會殺死癌細胞，也會殺死正常細胞，因此會帶來噁心嘔吐、食欲不

註：がん治療中、あるいは治療を終えた人

振、掉髮、白血球等減少、疼痛、痲痺、肝臟受損等許多副作用。

放射線治療也一樣。放射線產生的活性氧會傷害包覆細胞的細胞膜而破壞細胞。

放射線治療雖會精準定位於癌症的病灶上，但實際上，放射線產生的活性氧，其傷害範圍廣泛。以肺癌的治療來說，即便只鎖定肺部照射放射線，還是會引起想吐、掉髮、白血球減少、貧血等。

罹癌表示免疫力低下。若因治療而增加太多活性氧，身體便會日漸虛弱。

要保護因治療而受到活性氧傷害的身體，就要多攝取含豐富抗氧化物質的蔬菜湯。消除活性氧可望達到抑制副作用的效果。只要能減輕副作用之苦，哪怕只是一點點，患者就有力氣繼續接受治療了。

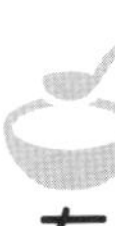

有助於提升免疫力及恢復體力

身體健康時，不會特別在意吃什麼，但生病以後，往往不知道該吃什麼好……。有這種煩惱的人應該不少。

我也經常被做完癌症治療的人問到：「吃什麼對身體比較好？」

我都是向這些癌友推薦有助於治療後恢復體力的蔬菜湯。用調理機或電動攪拌棒將蔬菜湯打成濃湯，就能不對胃腸造成負擔，可以輕鬆地攝取到營養。

連濃湯都覺得「承受不了」的人，可以取出蔬菜（蔬菜湯的料），只喝湯。溶解到湯汁中的植化素、維生素、礦物質、膳食纖維，都能幫助身體恢復元氣。

植化素不只有抗氧化作用，還有提高免疫力的功能。此外，膳食纖維能夠增加腸內的好菌，也有助於提升免疫力，當然，也能促進排便順暢。

為恢復術後體力，為預防癌症復發，蔬菜湯都具有不錯的功效。

事實上，我收到許多令人興奮的消息。

我有一位美國朋友，他的母親罹患胃癌，在熊本接受我所開發的「SMANCS」（請參考第92頁的專欄）治療，然後腫瘤消失了。

那位母親問我：「我回美國後，該吃什麼好？」我建議她吃多放些蔬菜、蘑菇、豆類煮成的蔬菜湯。後來，她健康地活到95歲高壽。

有一位60多歲男子罹患大腸癌及前列腺癌，醫師宣告：「即便使用抗癌藥劑，餘命也僅剩一年。」

我建議他吃蔬菜湯。於是，他改變飲食習慣，吃以菠菜等黃綠色蔬菜為主的蔬菜湯及甜菜湯，然後減少油脂及紅肉。

菠菜和甜菜富含可舒張血管的成分（請參考第139頁）。後來這名男子告訴我：「我吃了蔬菜湯以後，明顯感受到血液循環更順暢了。」他與癌症和平相處，在不失去生活品質的情況下，平安度過了十年。

實驗證明！蔬菜湯可消除最凶惡的活性氧，預防細胞癌化

疾病有九成是活性氧造成的

許多研究皆已證實，活性氧不僅會致癌，也是導致老化、各種疾病的原因。心臟病、高血壓、糖尿病、脂質異常症（高血脂症）等生活習慣病，以及風濕病、阿茲海默症、異位性皮膚炎等過敏性疾病，其實高達九成是活性氧引起的。

例如，胰臟的β細胞一旦因活性氧而氧化，協助將血液中的葡萄糖帶入細胞內的胰島素就不易分泌出來，於是引發糖尿病。高血糖本身即是活性氧的發生源，於是引發一連串氧化的惡性循環。

此外，活性氧所製造的物質中，有一種叫做「過氧化脂質」，這是細胞膜的

脂質氧化後產生的毒素，附著於大腦，就成為阿茲海默症的原因。除此之外，還會引發讓皮膚的保濕力及屏障機能低下的異位性皮膚炎，而過氧化脂質與蛋白質結合所產生的老化色素，也會製造出老人斑、皺紋、肌膚暗沉等。

既然活性氧為百病之源，那麼，說抗氧化物質豐富的蔬菜湯是預防百病聖品，一點都不為過。

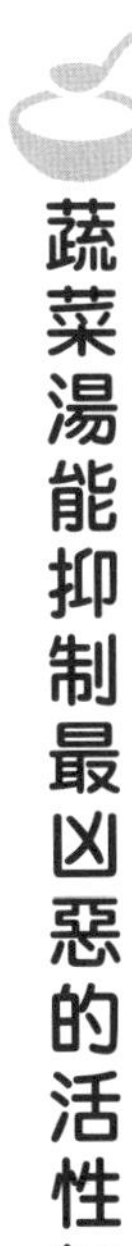

蔬菜湯能抑制最凶惡的活性氧

蔬菜湯最厲害的一點，就是能夠消除活性氧中最為凶惡、殺傷力最強的「脂質自由基」（Lipid radical）。脂質自由基就是前面提到的過氧化脂質與鐵產生反應後所變化出來的。

我為什麼說脂質自由基最凶惡呢？因為它的壽命比其他活性氧長得多，會在體內跑來跑去，傷害細胞和基因。脂質自由基要是在大腸的糞便中慢性產生，就會變成大腸炎，進而傷害大腸的基因，釀成大腸癌。

我在2013年所做的實驗，已經證明蔬菜湯能夠消除這個窮凶惡極的脂質自由基，抑制基因受損及細胞癌化（癌症發病的第二階段）（註）。

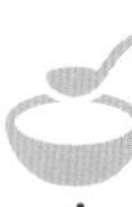

吃肉、油的時候，也一起喝蔬菜湯

經常吃大魚大肉、油膩食物的現代人，可說持續暴露在脂質自由基的攻擊中。飲食中脂質含量過多，血液中的脂質就會增加。脂質因活性氧而氧化，就會產生過氧化脂質。累積於內臟中的過氧化脂質會與紅肉等食物中的鐵產生反應，就變成脂質自由基。

脂質自由基具有容易進入細胞膜的特性，會傷害細胞內的基因和DNA，進而引發突變、癌症。不僅大腸癌，它是所有癌症的起因。

動脈硬化的導火線也是脂質自由基。血液中的膽固醇因為脂質自由基而氧化成壞膽固醇，進而引起動脈硬化。

註：Carcinogenesis 2013 34 2833

所謂動脈硬化，就是血管變硬、內腔變窄的狀態。動脈硬化會造成血液循環不佳，容易形成血栓（凝結的血塊）或是變成高血壓，提高心肌梗塞、腦中風的風險。話說「人從血管開始老化」，就是因為動脈硬化會招來各種疾病的關係。

當我們在享用大魚大肉、油膩食物時，最好同時喝蔬菜湯，才能保護身體免於脂質自由基的攻擊。

抗癌藥劑開發之困難與我的研究

化學治療的兩大問題

今日，使用抗癌藥劑的化學療法，已經普遍應用於癌症治療上，但這種方式有兩個問題。

第一個問題是，會產生嚴重的副作用。抗癌藥劑不僅會殺傷癌細胞，也會對正常細胞起作用，因而帶來白血球減少、噁心嘔吐、食欲不振、掉髮、手腳發麻、拉肚子等副作用，影響患者的生活品質；為此，投藥量無法增加。另一個問題是，無法從抗癌藥劑中獲得效果的患者也不少。

原因之一是，抗癌藥劑無法送到癌組織。為什麼送不到呢？因為包圍癌細胞的血管多半有血栓，血管已經阻塞了。因此，用打點滴的方式將抗癌藥劑從血管打進去，藥劑擴散至全身，但對癌組織起不了作用。

於是，科學家又研發出針對癌細胞特有基因進行攻擊的分子標靶藥物，但治療效果也不怎樣，理由是，作為癌細胞標靶的基因經常在變。這是第二個原因。血癌以外的固體癌，其癌症基因超過一百種，有時還會突變至數百種，因此難以鎖定、難以有效攻擊。而且，癌細胞為了存活下去，會產生抗藥性，這也是無法見效的原因。細胞不斷突變，最後就變成能夠抵禦抗癌藥劑的癌細胞了。

為了克服抗癌藥劑的問題，我的目標就是研發出不傷害正常細胞，僅集中對癌組織產生作用的抗癌藥劑。

癌組織與正常組織之血管構造不同

雖說是癌細胞，但它是正常細胞突變來的，基本上屬於人體細胞，跟人體細胞幾乎一致。因此，要找出只有癌細胞才有的部分並不容易。

即便如此，我依然不斷思考，正常細胞與癌細胞有何不同？該怎麼做才能讓藥劑僅作用在癌組織上？不斷研究、實驗後，終於發現，正常組織的血管與癌組織的血管構造不同。

正常組織的血管壁構造十分有規則，而且僅有小小的縫隙而已，但癌組織的血管構造粗糙，管壁有一堆大縫隙。於是我想，應該可以利用這個不同點。

正常組織的血管由於縫隙小，尺寸大的大分子（高分子）不會從血管內流到管壁外，但癌組織的血管有一堆大縫隙，高分子也能滲漏出去。傳統的低分子型抗癌藥劑，即便是正常的血管都能滲漏出去，也就變成一種毒性（副作用）了。

只鎖定癌細胞進行攻擊的抗癌藥劑

於是，我想到一種有別於傳統低分子抗癌藥劑的新方法，就是將抗癌藥劑黏在高分子物質上，再送到癌組織。亦即，高分子的抗癌藥劑經由血管注入後，隨著血液在體內循環，然後從有大縫隙的癌組織血管滲漏出去，就能將藥劑只集中送到癌組織了。

通常，從血管滲漏出去的物質，在正常組織的話，會透過淋巴管花上幾天時間慢慢回收；但是，癌組織周邊的淋巴管不發達，從血管滲漏出去的高分子藥劑不會被回收，因此能夠長時間停留在癌組織中而發揮效果，我將之命名為「EPR效應」（註）。

什麼是「EPR 效應」？

正常組織的血管構造和癌組織的不一樣

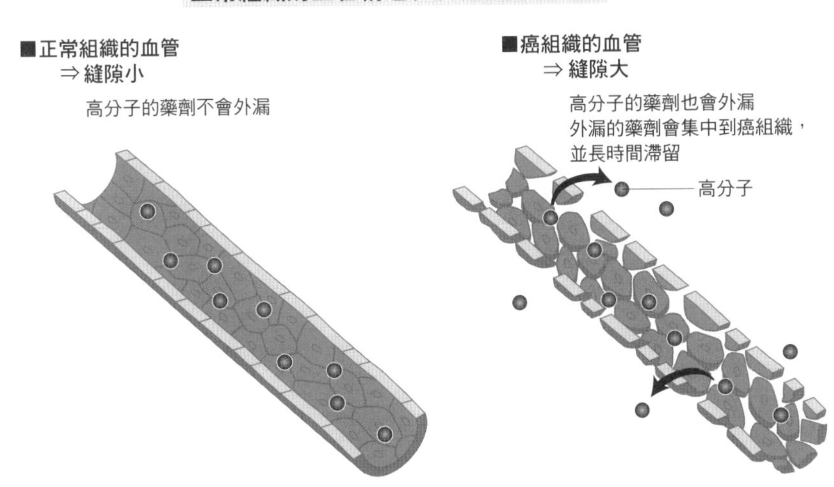

■正常組織的血管
⇒縫隙小
高分子的藥劑不會外漏
■癌組織的血管
⇒縫隙大
高分子的藥劑也會外漏
外漏的藥劑會集中到癌組織，
並長時間滯留
高分子

利用「EPR 效應」將抗癌藥劑「P-THP」送到癌細胞的機制

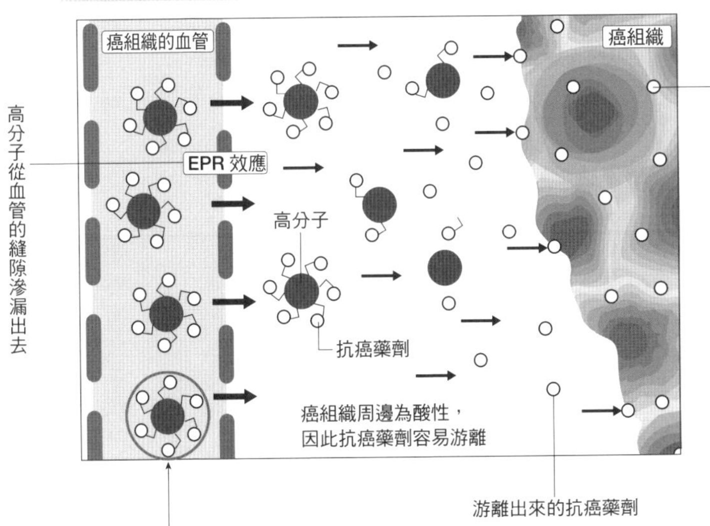

高分子從血管的縫隙滲漏出去
癌組織的血管
EPR 效應
高分子
抗癌藥劑
癌組織周邊為酸性，
因此抗癌藥劑容易游離
癌組織
游離的抗癌藥劑被吸收進癌組織中。癌細胞以為抗癌藥劑是葡萄糖而積極攝取，結果，癌細胞就被破壞掉了。
游離出來的抗癌藥劑
高分子型抗癌藥劑「P-THP」
（將抗癌藥劑綁在高分子上）

高分子的抗癌藥劑能夠鎖定癌細胞進行攻擊，而且不會從正常的血管壁滲漏出去，因此不會傷害正常細胞，幾乎無副作用，具有不傷害患者又能對癌組織發揮功效的大優點。

1986年，我在美國的癌症雜誌《Cancer Research》發表「EPR效應」的研究成果。

1993年，我發明的世界第一個高分子型抗癌藥劑「SMANCS」獲得日本厚生省認證，達成當初的目標——研發出無副作用的抗癌藥劑。之後，又進一步開發出藥劑功能更好、於治療現場更方便使用的高分子型抗癌藥劑「P-THP」，目前正朝實用化邁進。

目前，我正在進行「光照射療法」的開發工作。我將會對光產生反應的高分子化合物，利用「EPR效應」送到癌組織後，再用光照射，讓高分子化合物產生活性氧，等於是利用活性氧來對癌組織進行選擇性且集中性的攻擊。目前這種新治療方法也正在朝實用化邁進。

註：高分子、脂肪球特有的一種性質（效應），能在癌組織中表現出選擇性的血管滲透性與蓄積性，並且能在癌組織中長時間滯留。
Enhanced Permeability and Retention effect of macromolecules and lipids

運動即良藥！不亞於降血壓劑、抗癌藥劑的功效

不使用的器官、組織會變脆弱

人也好、動物也好，天生就會靠活動身體來促進身體的新陳代謝。所謂的「經濟艙症候群」，就是人在長時間維持身體不動狀態下產生的症狀。高齡者若因骨折而長期住院，往往因活動量不足而肌肉減少，連站立都有困難。要活就要動，人類就是靠活動來維持身體的正常機能。

通常，我們這些生活在地球表面的人，會為了對抗地心引力所產生的體重而讓肌肉發達來支撐身體。反觀生活在無重力太空中的太空人，他們返回地球時，會虛弱得站不起來。生理學上稱這種現象為「廢用性萎縮」，正所謂「不用則廢」，不使用的器官和組織會逐漸脆弱化。

預防疾病效果特別好的運動，就是一邊吸入氧氣一邊做的有氧運動。有研究資料顯示，越是從事有氧運動的人，癌症、高血壓、糖尿病的發病風險越低，而且下降率完全不亞於抗癌藥劑、降血壓劑的功效。

養成從事有氧運動的習慣後，讓血液循環全身的心臟功能，以及吸入氧氣的

肺部功能（心肺功能）均會提高。而且，心肺功能越高的人，死亡率越低。

心肺功能提高後，血液循環變好，氧氣與營養能夠充分送到細胞中，於是內臟功能提高，免疫力也會提高。這麼一來，由於具備對付疾病的抵抗力，即便生病，通常也不會太嚴重。

不過，並非大量運動就能戲劇性地延年益壽。對高齡者和平常不運動的人而言，有時過度運動會帶來危險，應該視個人狀況來維持運動才是上策。可先從簡單輕鬆的運動開始，並且持之以恆。

適度的運動，效果同降血壓劑一樣

對身體的負擔較少、容易著手，而且效果良好的運動，首推走路。走路能加速心跳，增加血流量。於是，血管的內皮細胞（血管最內側的細胞）和紅血球之間的摩擦增加，這會刺激內皮細胞分泌出能夠舒張血管的一氧化氮（NO），血液循環就更順暢了（請參考第138頁）。

發現血管與紅血球的摩擦會產生一氧化氮，改善血液循環的人，是兩年前還擔任哈佛大學醫學院院長、我的好友湯馬斯．米切爾教授。他發現適度的運動會降低血壓，效果同服用降血壓劑一樣。「運動即良藥」果然不假。

對預防疾病、增進健康有效的運動，除了走路，還有廣播體操、游泳等有氧運動。等到稍微習慣後，不妨再試試對肌肉施加負荷的深蹲、啞鈴操等。肌肉變強後，會更有耐力而不易疲累。活動肌肉還能促進淋巴循環以排出體內代謝廢物，消除水腫。

我每天早晨都做運動，已經做了將近三十年。從事輕鬆運動是我長年的習慣，我深深感到確實有益健康及舒壓。不抽煙這點自不在話下，飲食與運動實在是預防癌症的兩大支柱。

心情與癌症的防治

精神壓力會產生大量的活性氧

要預防癌症，心情也很重要。我聽不少癌症患者說，他們在罹病之前，長期承受著壓力。工作、夫妻和親子間的糾葛、職場的人際關係、經濟問題等，壓力來源不勝枚舉。

過度的壓力會損害健康。壓力會讓調節內臟及血管的自律神經失調，結果就是血液循環變差，血壓上升，免疫力低下。長期的精神壓力會製造大量的活性氧。

美國有一本名為《Cancer Research》的癌症雜誌，幾年前曾經刊出一篇關於癌症患者預後（治療後的生存率）的報導。他們比較每天都有家人或朋友來探望的患者、一週二到三次的患者、一週一次的患者、完全無人探望的患者，結果發現每天都有家人或朋友來探望的人，比起只用抗癌藥劑治療的人，壽命明顯延長了。家人及朋友的支持，能讓患者心情穩定，也就能對身體產生正面影響。可以說，心情將影響抗癌藥劑的治療效果。

活動身體，能夠產生令心情愉悅的荷爾蒙

人在江湖，不可能與壓力絕緣。如何有效舒壓？我的推薦是活動身體。

根據筑波大學征矢英昭教授的研究，從事輕鬆的運動，大腦的前額葉皮質和海馬迴的作用會變活潑，執行功能、記憶與認知功能會提高，還會產生積極且愉快的情緒。換句話說，運動會讓心情開朗。

癌症患者往往會抱持各種不安而有憂鬱傾向。能夠動的人，應該藉走路、打太極拳等有氧運動，或是打掃、養花蒔草等工作來活動身體，這麼做，讓人心情愉悅的腦內啡等類嗎啡物質會釋放到體內，也就容易消除壓力了。

腦內啡的語源是「內因性的類嗎啡物質」之意，而運動能夠促進身體製造嗎啡。

動不了的人，做動手指、腳趾等簡單的伸展操也可以。只要一邊注意活動的部位一邊伸展，血液循環就會增加，身體便能放鬆，心情也會變好。好好避開壓力，對癌症的防治相當有效。

要消解壓力，就要努力改變心情。例如，你的壓力源如果是B這個人，只要自覺：「因為B而生病，實在太蠢了。」就不會過度煩惱。也可以跟B保持一點距離。只要心情改變，觀點就會大幅改變，壓力自然得以減輕。

還有一件事各位務必知道。做一些對身體有益的事，例如喝蔬菜湯、做運動，這點自不必多言，將生活中的壞習慣一個一個改掉，或許更為重要。不要只想著獲得什麼，也要學習斷捨離，才能舒解壓力。

第4章

從小孩到老人都適用，讓身體恢復元氣的「醫療級元氣湯」

堪稱「醫療級元氣湯」的蔬菜湯，能讓吃不下的患者、老人恢復元氣

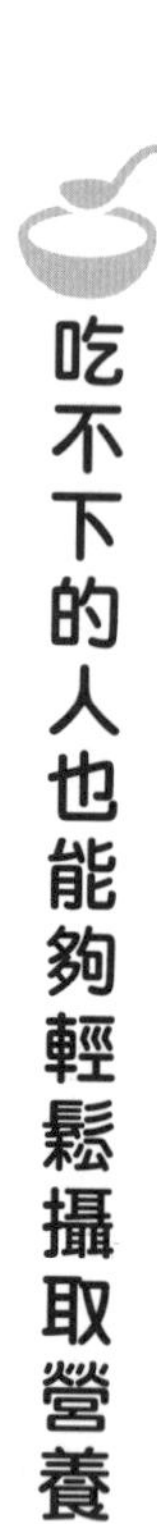

吃不下的人也能夠輕鬆攝取營養

我們透過飲食攝取營養，再經過消化吸收後變成能量，也能變成製造肌肉、骨骼、內臟等身體組織竹材料，也能調整身體狀況。

飲食乃生命之源。與病魔戰鬥中，或是接受治療後，為了恢復元氣，我們必須攝取充分的營養。但是，因胃腸衰弱、治療的副作用等而食欲低落、吃不下去的人也不少。此外，有些患者因為疾病的關係，或是食道、胃、大腸等部位動手術，以致無法吃固體食物。這種狀況動輒容易營養失調。

這種情況，多半需要喝湯汁等液態食品來攝取營養素。

只打一般的點滴，很難達到最低所需熱量（1500〜1600大卡），雖然有一種加了脂肪的高熱量補液可增加熱量，但終究比不上富含抗氧化物質及其他有用營養素的自然食物，而且，極少數人有攝取高熱量補液而引起血管栓塞的情形。

為了不能如願飲食的人也能輕鬆攝取營養，維持或恢復體力，我推薦堪稱「醫療級元氣湯」的蔬菜湯。

蔬菜湯富含人體必需的營養素，而且容易由腸道吸收，因此是「醫療級元氣湯」。

家中有身體不適的人，每日的餐食準備相當辛苦。蔬菜湯可以做成冰箱常備菜，馬上吃得到，還可以隨喜好改變風味，準備食物的人也很輕鬆。當然，對家人的健康維持極有助益。

◎因抗癌藥劑而食欲不振

無法吃固體食物的原因很多，我舉例說明一下吧。

我最常聽到的是因為抗癌藥劑的副作用而食欲低下。很多患者告訴我：「沒有食欲，吃不下。可是，如果是用喝的，勉強還可以。」

這時候就該蔬菜湯上場了。這種時候不必拘泥於只用蔬菜，可以使用香料、調味料，也可用高湯來煮，總之要為促進食欲多下點工夫。也有人說，在炎熱的夏天將湯冰涼了再喝，口感更好，也更容易喝得下去。

還有人說，他在接受抗癌藥劑的治療期間開始喝蔬菜湯，白血球並未減少，也就能繼續治療下去了。

◎作為食道、胃腸的術後營養補給餐

動食道癌切除手術，會受到利用胃等其他臟器製作新食道的影響，術後有一段時間必須控制飲食，只能吃流質食物。

此外，因胃癌而動胃部切除手術，也會喪失胃部功能，或是胃部變小而無法如願飲食、食欲不振等。

要解決這種術後的煩惱，可以燉煮蔬菜，然後用調理機打成蔬菜濃湯。避免用牛蒡等纖維質多的食物，胡蘿蔔、南瓜、菠菜、小松菜等不會造成胃腸負擔的蔬菜都很不錯。

動大腸瘜肉切除手術後，有一至二天禁食固體食物，只能喝水或茶。第三天以後，可以喝米湯、稀飯，之後才能恢復正常飲食。不能吃固體食物期間，不要只喝水，可以把蔬菜湯中的料拿出來，用喝湯來攝取營養，幫助身體恢復元氣。

◎作為肝臟病人的蛋白質補給餐

肝臟有許多功能，例如將蛋白質、醣質、脂質等營養轉化成可在體內利用的形式；可以分解酒精、阿摩尼亞等毒素，使之無毒化；製作可幫助消化吸收脂肪的膽汁等。

肝病、肝癌等疾病所引發的肝功能不全，則會讓肝臟功能低下。肝臟功能低下而無法分解阿摩尼亞的話，就會改由肌肉來處理。此時，會用到肌肉的能量來源「BCAA」這種胺基酸。而且，肝臟的醣質貯存量減少導致能量不足時，也會用到「BCAA」，於是「BCAA」的分量就不夠了。

「BCAA」是三種胺基酸「纈安酸」（Valine）、「異白胺酸」（Isoleucine）、「白胺酸」（Leucine）的總稱。這些胺基酸無法在體內製造，因此稱為「必需胺基酸」。「BCAA」在胺基酸中負責相當重要的功能，既是肌肉的能量來源，也是保持、增加肌肉的重要元素。

有一種專門給肝病患者補充「BCAA」的營養補充劑，但味道很糟，難被接受。於是，我推薦大家用雞肉來煮蔬菜湯用的高湯。雞肉含有豐富的「BCAA」，既美味又能改善營養狀態。

蔬菜湯中還含有很多抗發炎成分，具有抑制肝臟發炎的效果。此外，蔬菜湯中豐富的膳食纖維有助排便順暢，阻止壞菌的繁殖，抑制阿摩尼亞的產生，也就對阿摩尼亞解毒能力低下的肝臟有益。

◎可預防小朋友因腹瀉所引起的脫水症

小朋友易罹患的感染性腸胃炎，是病毒侵入腸道中引起的，很容易因不斷拉肚子、嘔吐而失去水分，引發脫水。

處置的重點就是補充水分和鈉。可以讓小朋友喝蔬菜湯的湯汁（不要吃湯中的料），以及加了少許鹽巴的米湯。

根據前東京大學農學部荒井綜一教授的研究，證實稻米中含有「水稻半胱氨

註：Kondo.H.等人，FEBS Letter 299 (1) 48-50 (1922)

酸蛋白酶抑制劑」（Oryzacystatin）這種可擊退腸道病毒的物質。「水稻半胱氨酸蛋白酶抑制劑」很耐熱，把稻米煮熟也不會遭到破壞，因此可以煮成米湯來喝。荒井研究室和我們共同發現「水稻半胱氨酸蛋白酶抑制劑」可抑制病毒這件事（註）。蔬菜湯和加了鹽巴的米湯，能夠補充營養及鈉，防止脫水，還可期待具有抑制腸內病毒繁殖的功效。

膳食纖維有可能讓腹瀉更嚴重，因此在痊癒之前，最好將蔬菜湯中的湯料拿出來。放入米湯中的鹽巴不要使用精鹽，最好是用礦物質成分豐富的天然鹽。

◎可預防高齡者及照顧者的營養不良

隨著年齡增加，咀嚼能力與吞嚥能力都會衰退，加上假牙不合、唾液減少、內臟機能低下、治療藥物的副作用、獨自飲食的「孤食」、失智症等複雜因素湊在一起，飲食往往變成一件困難的事，或是容易食欲不振。

這種狀態持續下去，食量便會日漸減少，那麼，活動身體所需的能量、製造肌肉與骨骼的蛋白質都會不夠而營養不良。

不攝取營養，體力就更差，肌肉變瘦，日常生活的動作變得不靈活。不活動身體後就會減少外出，然後不走路導致無法走路，繼而陷入惡性循環中。

對於這種人，只要將蔬菜湯打成易入喉的濃湯，就容易喝下去了。食量減少，水分的攝取量也會減少，但可用湯汁來補充水分。想多加點營養的話，可用富含蛋白質等多種營養素的雞骨高湯來煮蔬菜湯，然後放入撕碎的麵包來吃。

吃是人生的一大樂事。美味的食物讓人心情好，自然笑顏逐開。飲食能力衰退的人，也可以藉蔬菜湯來重拾「吃的快樂」。

負責照顧的人，有時會因照顧工作太忙而隨便吃吃而已。只要在餐點中加一樣蔬菜湯，就能營養均衡，照顧好自己的健康。

即便沒生病，一天結束、下班後、運動後，任誰都會感到身體疲憊，提不起勁吧。這時，建議回家喝一杯「補充元氣的蔬菜湯」，讓蔬菜湯慰勞疲憊的身心吧。

因腎臟病而限制攝取鉀的人，可能要留意蔬菜湯的內容，請洽詢主治醫師。

食品成分的標示與身體的吸收性

食品分析表、各食品（商品）的營養分析值（例如市售的蔬菜汁等）所標示的各個維生素等營養成分數值，應該是確實含於該食品中，但若以百分之百被人體吸收來論，就不完全正確了。換句話說，該成分未必是能被人體吸收的狀態。

例如，即便吃新鮮的胡蘿蔔，裡面所含的β-胡蘿蔔素的吸收率，頂多只有百分之5～10。以吃維他命錠劑來說，消費者都相信該錠劑能在腸內溶解而被人體吸收，但是，說得極端一點，曾有研究表示，有市售的維他命錠劑未溶解就直接排泄出來了。因此，在藥劑學上，每一種錠劑的溶解度試驗是極為重要的項目。

做成蔬菜湯的話，是呈現蔬菜的有效成分容易溶解而被腸道吸收的狀態，因此在人體的利用率會比較高。

營養補給用的醫療級元氣湯，也可利用市售品

本書不是臨床醫學專書，因此不必說得太詳細，但如同第一〇〇頁中提到的，有可能因某些理由而無法從口中吃進固體食物，以致營養失調。以下，是針對這些從口中攝取固體食品（營養物）有困難的人士所給的建議。

要讓這些人攝取到基本的營養素，就有必要下點工夫，例如以雞骨湯或海鮮湯為基底，再放入蔬菜（請參考第56頁起的湯品、第66頁的西班牙巴斯克地區的湯品）。

雞骨和魚骨中含有各種胺基酸、蛋白質（膠原蛋白）、脂質，味道也很棒，因此特別推薦。尤其，成為血管及皮膚基本成分的膠原蛋白含量相當豐富，可說有益美容與健康。

如果準備雞骨很麻煩，使用市售的雞湯來煮蔬菜湯就方便多了。市售的雞湯有粉末狀，也有冷凍乾燥品，可依喜好選購。

第5章

腰力和腿力都恢復了、疾病改善了！讀者的蔬菜湯體驗談

體驗談未必符合每一個人的狀況，但蔬菜湯的效用是千真萬確的

熊本大學榮譽教授
前田 浩

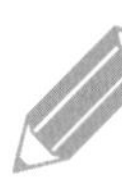

養成喝蔬菜湯的習慣！持續就是力量！

我的前一本著作《最強抗癌蔬菜湯：世界抗癌藥研究權威傳授！一天兩碗，輕鬆預防癌症、有效改善生活習慣病！》收到讀者的熱烈回響，許多讀者將他們的體驗談寄到編輯部，內容相當有意思而打動了我。我始終認為蔬菜湯能有效預防疾病，因此，「利用常見的蔬菜來做，方法超簡單，所以能持之以恆」這樣的感想，真令人開心。

相信很多人都明白攝取蔬菜的重要性了。不過，我見許多明信片上寫道：「我以為我吃了很多蔬菜，其實並沒有。」、「我不能吃太多的生菜。」、「我

的蔬菜攝取量太少，做成蔬菜湯的話，應該就能持續下去才對。」可見，並未充分攝取蔬菜的人還不少。希望大家能藉這個機會，好好養成攝取蔬菜湯的習慣。能夠持之以恆，才能確實感受到蔬菜的力量。

蔬菜湯的功效並非人人一樣

不過，我想補充一句話。這些體驗談雖然千真萬確，但畢竟是個人體驗，未必可套在每一個人身上。

因為每個人的體質、生病程度、症狀、生活習慣等都不一樣，未必「A這樣的話，那我也會那樣才對」，有多少人，就有多少種差異性。

即便如此，我依然敢保證，蔬菜湯對調整體質、預防各種疾病皆有效。希望各位不必心急，用輕鬆愉快的心情來享受有蔬菜湯的飲食生活即可。

我用蔬菜湯來預防乳癌復發！感受到它有提高自然治癒力的力量

大野敬子
微笑自力整體負責人

身體本身具備的治癒力

2018年1月起，我開始喝蔬菜湯，因為我的老師「自力整體」（註）的創始人矢上裕老師介紹我一本前田浩教授的著作《最強抗癌蔬菜湯：世界抗癌藥研究權威傳授！一天兩碗，輕鬆預防癌症、有效改善生活習慣病！》。矢上老師自己也為防癌而經常喝蔬菜湯。

「年過五十，癌症可能隨時找上門，得好好預防。可以的話，請大家都試著喝蔬菜湯。」

曾經罹癌的我一聽老師這麼說，立刻進行，並且感受到幾個令人欣喜的變

註：矢上預防醫學研究所所長矢上裕所研發之「憑自己的力量調整身體健康的方法」。自己定期檢查肌肉、關節等部位，自己刺激經絡來進行治療。透過刺激經絡來調節身體的氣脈，讓身體恢復健康。

化。

我就來說說我的蔬菜湯體驗吧。

2014年冬天，我的左胸出現乳癌（第一期）。由於我對抗癌藥劑與放射線治療有所存疑，以及一位罹患乳癌的朋友僅動手術就恢復得很好，因此我僅接受乳房保留手術。

術後兩個月，開始感受到手術的後遺症，就是我只要一動左手臂，手臂根部便一陣劇痛。由於怕痛，我就不敢去動左手臂和左肩，雖然做了針灸治療，但不見效果。

護理師說：「妳不能再用左手抽血，也不能提重物喔。」我大受打擊，難道我一生就要這樣了嗎？

為了恢復動彈不得的左臂與左肩，我努力查詢資料，然後嘗試「自力整體」。3個月後，我的手臂能夠舉起來了，6個月後完全痊癒。

這個體驗，讓我開始關心我們身體具備的自我治癒力，我不再完全交給醫師，而是自己努力預防乳癌的再復發。我想與人分享能夠導引出自我治癒力的

「自力整體」之神奇，於是跟著矢上老師學習，成為他的助手，並開設自力整體教室。於是，我有幸遇見了蔬菜湯。

起床後的排便讓我好感動

為了調整體質，我很注意傾聽身體的聲音。選擇食物時，我會問身體：「你想吃嗎？不想吃嗎？」當我問：「那麼蔬菜湯呢？」我聽到的回答是：「想吃！」

我的蔬菜湯的基本材料是胡蘿蔔、洋蔥、芹菜，然後加上季節蔬菜、自己覺得想吃的蔬菜、10公分左右的昆布。食材不同，烹煮的時間也不同，基本上必煮20分鐘，然後試味道，如果蔬菜的美味出來了，就表示大功告成。

煮湯的蔬菜有時我會配湯一起吃，有時會拿出來當成另一道菜。在蔬菜上加點橄欖油、鹽巴，將南瓜子等堅果磨碎了撒上去，就是一道很棒的佳餚了。

罹患乳癌後，我就不太吃牛肉、豬肉和乳製品，主要是吃易消化的發酵糙米、蔬菜，有時再加點雞肉，然後一天只吃一餐。肚子餓得咕嚕咕嚕叫的晚餐時間，我會大啖糙米加一大碗蔬菜湯，有時還會配上有益抗癌的海藻類和蘑菇類，如果有其他的菜，就會少喝一點湯。

喝蔬菜湯後，我立即感受到的改變，就是它的淨化功能。開始喝蔬菜湯的一週後，我一起床就有便意，然後排便順暢，這樣美好的晨起心情已經好久沒有過了。

容易便祕的我，一直以為不吃就不會排便。但即便我沒吃固體食物，一早，而且是剛起床時就會排便，真不可思議。

喝蔬菜湯後，尿量立刻變多，這點也讓我大感驚奇。生病前，即便冬天，我的尿液都是深黃色，而且尿量只有一點點，讓人不安。是不是喝了蔬菜湯以後，我的血液從混濁變清澈，循環變好了？除此之外，還有一些改變，例如比較不會累、傍晚比較不會水腫、吃很多也不發胖等等。

這些體驗讓我感受到：「蔬菜的力量真是太神奇了！」蔬菜是汲取大地養分而生長的，我再攝取這個大自然的恩惠，讓身體細胞一天一天改變……。多麼感恩啊！我認真覺得，蔬菜湯具有一種能量，能夠導引出我們身體本來就有的自我治癒力。

我除了採取健康的飲食方式，也同時注意每天的生活方式。我向來喜歡運動，對體力很有自信，生病前，不論工作上或生活上，我常常都是：「這個沒問題的。」以致不知不覺中造成身體的負擔。

如今，我不再勉強自己，我的座右銘是：「別把疲累留到別天。」起床時如果感到「疲累」，表示全身細胞都在發出疲累的哀號。如果無視身體的聲音，很可能讓癌症再次復發。

癌症必須用一生去預防，而蔬菜湯是我的最給力後盾。

■大野女士的食材

- 蔬菜：胡蘿蔔、洋蔥、芹菜是基本食材，再加上季節蔬菜與當時想吃的蔬菜。
- 其他：水雲、海帶芽等海藻類，也積極攝取蘑菇類，有時會吃南瓜子、堅果等。

・調味：昆布高湯、橄欖油、鹽。

■前田浩博士的話

蔬菜湯可深入細胞，徹底調整我們的體質

致癌原因的活性氧，正在我們體內源源不絕地產生。蔬菜湯的植化素能夠消除活性氧，不僅能預防癌症，也能防止復發。

除了植化素，蔬菜湯中還含有豐富的其他營養素，有益細胞的生命活動，例如葉酸、礦物質類，都和DNA的修復與合成有關。

我也推薦在蔬菜湯中放入蘑菇。蘑菇中富含β-葡聚糖等多醣類，具有增強抗氧化力及免疫力的功能。

要預防癌症，光靠飲食是不夠的，還要全盤檢討整個生活狀況，採取正確的對治方式。大野女士除了利用「自力整體」來改善血液循環，也同時調

整了心態。身心上承受過度壓力，就會免疫力下降而容易生病。我認為大野女士調整身心的做法，是提高抗壓力、保持免疫力的好方法。

羅患失智症且食量很小的母親，說蔬菜湯「好吃」，全部吃光光！她的腰力和腿力都有了，笑容也增加了！

勅使川原敬子（化名）
五十三歲　上班族

吃得少而擔心營養不良

我母親（87歲）7年前被診斷出羅患阿茲海默型失智症。由於什麼都不記得，需要人照顧，現在屬於長照需要等級的第3級，能夠自己吃飯，能夠拖著腳步走走路，但無法獨自外出。幸好她個性穩定，很聽話。總之，我母親變成一個小孩子了。我姊姊身體不好，不能照顧母親，於是我一邊工作，一邊利用日間照護、短期療養等資源來照顧母親。

照顧母親有一個比較費心的地方，就是她的假牙不合，無法咬硬的東西。她會把蔬菜和肉含在嘴裡，像含住糖果那樣品嘗滋味後，就整個吐出來。她從年輕時就吃得不多，如今更是只吃一點點而已，我很擔心她會營養不良。

今年一月，我在報紙廣告上看到前田浩教授寫的《最強抗癌蔬菜湯：世界抗癌藥研究權威傳授！一天兩碗，輕鬆預防癌症、有效改善生活習慣病！》，直覺：「就是這個！」如果是蔬菜的植化素溶解出來的湯汁，我母親只要喝就能攝取到營養。於是我馬上買了書，按照食譜煮蔬菜湯。將洋蔥、胡蘿蔔、高麗菜、南瓜等切成滾刀塊，和水一起入鍋煮三十分鐘，不調味，起鍋時滴一點橄欖油。母親要吃的份，我會用調理機打成濃湯，我和姊姊則是直接吃。

之前我也煮過蔬菜湯，但母親喝了一兩口，就會說：「不吃了。」而擱著。我是將蔬菜切成一口大小，也會放一點牛肉、豬肉、雞肉等，然後用肉汁和雞湯塊、胡椒鹽調味，可是這樣的蔬菜湯，母親都不吃。

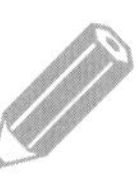

母親愛吃，一天吃三次

但前田教授的蔬菜湯不一樣。食量小的母親很喜歡吃，一天吃三次，每次都能喝完一湯碗分量的蔬菜湯。我想是因為只有蔬菜而味道簡單，並且打成濃湯的關係。

蔬菜湯中有蔬菜特有的鮮甜與風味，而且不會對胃腸造成負擔。打做成濃湯後很好入喉，可以輕鬆地攝取大量蔬菜，連戴假牙也能享用。

加了南瓜的蔬菜湯很甜，母親很愛喝。要是一時疏忽把存貨用光了，媽媽還會問：「怎麼今天沒有蔬菜湯？」可見她有多愛吃。

母親能吃蔬菜後，我打心底放心了。半年後的現在，母親有許多令人欣喜的改變。她的體重增加一公斤，腰和腿也更有力，拖著腳走路的情形大有改善，如今一步一步走得很踏實。拜攝取營養之賜，她的臉色有光澤、表情開朗，更常笑容可掬。

排便順暢到不禁驚呼：「這麼快就出來了啊！」

其實，開始煮蔬菜湯不光是為了我母親，也是為了我自己。

兩年前，我罹患甲狀腺乳頭狀癌，然後開刀切除長在喉嚨上的硬結。醫師說我已經完全痊癒了，但我為了預防復發而想要喝蔬菜湯。

開始喝蔬菜湯後，我和姊姊的便祕問題都不見了，排便順暢到不禁驚呼：「這麼快就出來了啊！」此外，今年夏天出現破紀錄高溫，我們卻沒有所謂的夏日倦怠症，雖有更年期的潮熱症狀，但覺得身體挺不錯的。

上個月我去做了癌症的定期追蹤，結果是無復發之虞。母親、姊姊和我都沒吃藥，蔬菜湯的神奇力量讓我們恢復了元氣。我覺得能開始喝蔬菜湯真好，也會繼續喝下去。我要向前田教授致上十二萬分謝意，謝謝您告訴我們蔬菜湯的驚人功效。

■敕使川原女士的食材

・蔬菜：洋蔥、胡蘿蔔、高麗菜、南瓜等

・調味：橄欖油

■前田浩博士的話

讓長者享受飲食的快樂，照顧工作就會更順利

您母親之所以能夠心情開朗、恢復元氣，是因為她藉蔬菜湯重拾飲食的樂趣，於是有食欲而能攝取營養。看見母親的笑顏，相信負責照顧工作的您一定更有勇氣了。

蔬菜湯所含的亞硝酸鹽、硝酸鹽，能在體內變成可促進血液循環的物質（請參考第１３８頁）。血液循環順暢，大腦、胃腸、肌肉等所有器官的功能也會提高；腰部和腿部有力後，就能避免長臥不起。

人要活下去，「從嘴巴進食」這件事相當重要。然而，一旦上了年紀，咀嚼能力和吞嚥能力都會變差，若再加上假牙不合便難以進食，不但心情因此不好，也容易陷入營養不良而體力衰退的狀況。負責照顧的人要多注意這點。打成濃湯狀的蔬菜湯很容易入口，可當成照護餐，推薦給高齡者享用。

乾巴巴的皮膚變得水潤有光澤！連異位性皮膚炎造成的雙手粗糙都變好了！

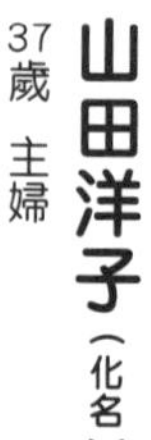

山田洋子（化名）
37歲 主婦

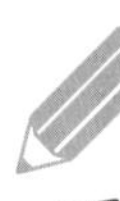

手指的皮膚啪地斷裂

我喝蔬菜湯已經喝了三個月。我的雙手有異位性皮膚炎，嚴重到讓我心死，認定這輩子好不了，沒想到現在居然好了。我就說說我的經驗談吧。

我的異位性皮膚炎病史很長，打從我出生起就全身乾巴巴，嚴重時，手臂、膝蓋還會滲出液體。我到處求醫，拿藥回來擦都擦不好，國中以後就放棄治療了。

之後，也沒做什麼，情況就自然改善，高中畢業時，甚至好到完全不會去注意了。可是，踏入社會後，手部又開始出現異位性皮膚炎，而且越來越嚴重，指尖的皮膚斷裂，整個手掌紅通通，我很怕讓人看見，覺得很丟臉。

三年前結婚以後，手上的異位性皮膚炎惡化到要是不戴手套，就沒辦法做家事碰水。在天氣乾燥的冬天，只要手指一彎，皮膚就會啪地斷裂，痛死我了。由於指尖太痛，每天晚上，我都要在斷裂處塗凡士林，再用紗布把手指一根一根包起來。

為了治好手指，我從去年十一月起開始喝中藥。沒多久，指尖的皮膚不再斷裂，終於不再痛死我了。我很希望中藥能夠治好我，但我的手還是一直紅通通的。手臂內側長出來的小顆粒也一直去不掉。

「這輩子，我的手就只能這樣了吧？」我都死心了。

健康的皮膚從異位的皮膚下面長出來

2018年5月，中藥房的先生看我的手這樣紅，便建議我：「你可以把一些有苦味的蔬菜煮成湯來喝。」

我到書店找有關蔬菜湯的書，結果找到前田浩教授寫的《最強抗癌蔬菜湯：世界抗癌藥研究權威傳授！一天兩碗，輕鬆預防癌症、有效改善生活習慣病！》。我知道蔬菜的植化素可以去除異位性皮膚的致因活性氧，因此決定吃蔬菜湯試看看。

說到有苦味的蔬菜，我想到的是小松菜和茼蒿。基本上就是這兩樣再加上綠花椰菜、洋蔥，一起煮成湯。

我在我家附近的直銷市場買來一堆新鮮的小松菜和茼蒿，再搭配其他蔬菜、水、二到三條小魚乾一起入鍋，燉煮一小時左右。久煮後，茼蒿的苦味會消失，即便不調味，湯頭還是非常美味。

早中晚，開始吃飯時，我都會先吃250～500ml的蔬菜湯。

一個月後，我的臉、屁股、手臂、手肘、腳的皮膚都變得好光滑，真不可思議。雖然除了手以外，其他部位並沒有異位性皮膚炎，但我的臉和身體都很乾燥，有些皺紋，就像人家說的蛇皮或魚鱗皮那樣。但我現在摸這些地方，都是光滑濕潤的。

再過一個月，我手上的異位性皮膚炎已經看不到了。從前只要不擦護手霜，手就會很乾，但現在濕潤到根本不需要擦了。

更讓我驚奇的是，手上那粗糙的皮膚底下，已經長出柔軟且漂亮的健康皮膚。一直很傷腦筋的紅通通部分也變薄了，長在手臂內側的小顆粒也不見了，變得滑溜溜。從前不戴手套就不敢洗碗，現在完全沒問題。

看著皮膚一天比一天好，我開始抱持希望：「我的手應該會好吧？」

沒想到蔬菜湯這麼神奇，叫我又驚又喜。我老公也開心地說：「變漂亮了，真好。」對我來說，蔬菜湯是「希望之湯」，我會繼續喝下去。

■山田女士的食材

・蔬菜：基本上是小松菜、茼蒿、綠花椰菜、洋蔥，然後再搭配時令蔬菜。

・調味：小魚乾高湯

■前田浩博士的話

蔬菜湯有各式各樣的功效，可以改善異位性皮膚炎

皮膚乾燥、發炎等異位性皮膚炎的症狀，是活性氧中毒性最強的脂質自由基引起的。小松菜、茼蒿、菠菜中富含的β-胡蘿蔔素、葉黃素，具有優異的消除脂質自由基功能。此外，蔬菜中的硝酸鹽及亞硝酸鹽（請參考第138頁）也能改善血液循環，促進皮膚再生。

異位性皮膚炎等過敏性疾病，是防止病毒、細菌等入侵的免疫系統過度反應所造成的。

溶解於蔬菜湯中的水溶性膳食纖維，能夠提高巨噬細胞、NK細胞等免疫細胞的功能，這點已在我的研究中獲得證明。另一方面，水溶性膳食纖維也能夠增加可抑制免疫細胞過度反應的好菌，具有抑制過敏反應的功能。我想，就是蔬菜湯中這些不同的功效，改善了山田女士的異位性皮膚炎。

能與蔬菜對話般的蔬菜湯，讓我的肌膚出現透明感，眼睛下方的色素斑也變淡了。

森由美子
41歲 上班族

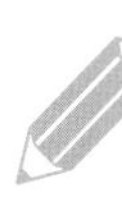

蔬菜的溫和好滋味

今年冬天，我拜讀了前田浩教授所寫的《最強抗癌蔬菜湯：世界抗癌藥研究權威傳授！一天兩碗，輕鬆預防癌症、有效改善生活習慣病！》，得知蔬菜湯具有預防疾病的效果，於是開始每天喝。

材料是半顆高麗菜、一顆洋蔥、一根胡蘿蔔、一個番茄，將它們全部切碎後放入鍋中，再放入足以淹沒材料的水。有時為了增加鮮甜，我會放入番薯或南瓜。

冬天的話，我會蓋上鍋蓋，放在煤油爐上煮一小時，春天以後則放在瓦斯爐上煮三十分鐘。每天晚餐，我和母親都會喝一碗蔬菜湯。沒有調味。起初以為沒調味會不好吃，但一試吃，才發現蔬菜的滋味很溫和、很好吃，給我一種可以與蔬菜對話的感覺。

我原本並沒那麼愛吃蔬菜，雖會為健康而吃，也只是吃一點沙拉而已。但是，煮成湯後，可以輕鬆地攝取蔬菜，比吃一大盆沙拉更方便。之前我都是清冰箱的蔬菜時才會煮蔬菜湯，但讀到那本書後，我就一週煮兩次，然後每天吃。自從吃蔬菜湯以後，我就減少晚餐喝味噌湯的次數了，也算是一種減鹽方式。

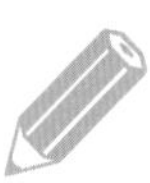

我和母親都感受到皮膚變好了

每天都喝蔬菜湯後，有一些改變讓身為女性的我相當開心。每年十月至翌年三月，我會有花粉症。這段時期因為皮膚過敏發癢，無法上妝，我都是素顏然後戴口罩去上班。

開始喝蔬菜湯大約一個半月左右，我在午餐時間拿掉口罩，竟有同事對我說：「妳的皮膚好有光澤喔！而且有透明感，好漂亮！妳是做了什麼保養嗎？」

在得花粉症而皮膚最糟糕的時候被人這麼稱讚，真是驚呆。等到皮膚不癢可以化妝後，我發現打底確實變得好容易。

而且，左眼尾附近一個5mm左右的色素斑也變淡，看不太出來了。

不只我，我母親的皮膚也變好了。她從來不上妝，在我看來，她的皮膚的確更漂亮。

「我們都悄悄變漂亮了耶！」就這樣，我們母女滿懷欣喜地持續喝著蔬菜湯。

■森女士的材料

・蔬菜：基本上是高麗菜、洋蔥、胡蘿蔔、番茄，有時再加上番薯、南瓜、馬鈴薯。

・調味：完全不加調味料。

■前田浩博士的話

蔬菜湯對肌膚的抗老很有效

照射皮膚的紫外線，會讓皮膚產生一種名為「雙重態氧」的活性氧。為防止受到這種活性氧的攻擊，抑制可能引發癌症的DNA損傷，皮膚（肌膚）會產生一種叫做「麥拉寧」的黑色素，結果就留下色素斑了（註）。

森女士的皮膚能夠恢復彈性，色素斑變淡，應該是蔬菜中的植化素、維生素類等抗氧化物質的效果。要防止皮膚老化，今後也應該繼續喝蔬菜湯。尤其番茄中有豐富的番茄紅素，菠菜中有豐富的葉黃素等，這些類胡蘿蔔素對消除皮膚的活性氧十分有效。

註：有很多麥拉寧黑色素的黑人，幾乎不會罹患皮膚癌。白人比日本人，當然也比黑人更加容易罹患皮膚癌。

一天排便三次，超順暢！中性脂肪值400，很正常，糖尿病數值也很穩定。

山岡黎子（化名）
78歲　主婦

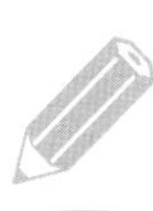

用餐之前先喝蔬菜湯

我有位好朋友已經80歲了，但完全看不出來，每天活力充沛。她是三姊妹中的大姊，卻看起來最年輕，一問之下才知她喝蔬菜湯連續喝了30年。我想和這位朋友一樣年輕，於是5年前開始研究食譜，喝起蔬菜湯。

蘿蔔、胡蘿蔔、牛蒡、馬鈴薯等，我都會把皮徹底洗淨後，連皮使用；洋蔥則會剝皮，然後把皮曬乾後放入；除此之外，我還會放入去皮的大蒜、乾香菇等，然後和大約蔬菜三倍量的水一起入鍋，以中火滾煮一個半小時。幾乎所有材料都是自家菜園種的，十分新鮮。

以前我都把湯料丟掉，只喝湯，但讀了前田浩教授的《最強抗癌蔬菜湯：世界抗癌藥研究權威傳授！一天兩碗，輕鬆預防癌症、有效改善生活習慣病！》，我才知道「湯料也很重要」，後來就都吃了。

我一天吃三次，三餐的時候吃。最近聽說在吃飯時先吃蔬菜這種「蔬菜優先」吃法，血糖值比較不易上升，因此我都先吃湯料。湯和湯料都是不調味的。

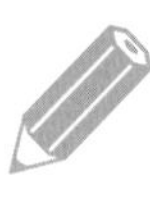

一天排便三次

先吃足夠的蔬菜，肚子有個幾分滿，最後吃一碗飯時，就會全飽。吃大量的蔬菜就不會餓，因此三餐中間不必再吃點心，一天還能排便三次。拜此之賜，我的體重從54kg減至51kg（身高156cm），小腹也消下去了。

五年前，我的中性脂肪值達到300～400mg／dl（正常值為149mg／dl以下），現在則是正常值。糖化血色素（過去一至二個月的平均血糖值，正常值為6．2%以下）比正常值高一點，所以有在吃藥，大約維持在6%左右。

每次讀前田教授的書，知道是蔬菜湯在維護我的健康，我就更有元氣了。

可是，我先生討厭蔬菜湯，都不喝。他曾因生病而身體虛弱，我很希望他能多少吃一點，於是想到利用他晚酌的時候。半年前開始，我用茶（自製）兌燒酒給他喝時，會偷偷放一點蔬菜湯下去。我什麼都沒說，他好像也沒發現。

■山岡女士的材料

・蔬菜：洋蔥、胡蘿蔔、牛蒡、蘿蔔、馬鈴薯、洋蔥的皮（曬乾）。
・其他：乾香菇、大蒜。
・調味：無。

■前田浩博士的話

蔬菜湯的膳食纖維可以讓排便更順暢

蔬菜湯富含非水溶性膳食纖維及水溶性膳食纖維，前者促進排便，後者可在腸內將多餘的中性脂肪、膽固醇、醣質等包覆起來，然後隨糞便排出去。山岡女士之所以排便順暢、中性脂肪值下降，都是因為藉蔬菜湯確實攝取到膳食纖維的關係。

此外，這些植物性食品的纖維稱為多醣類，能夠增加腸內細菌中的好菌。只要好菌增加，腸內環境改善，免疫力自然提高。

第6章

蔬菜湯是健康成分的寶庫，可以舒張血管、增加好菌

蔬菜湯具有如藥劑般的功效，可舒張血管，預防高血壓

藉兩項機制來保護血管，促進血液循環

以下說明蔬菜湯與血管的關係。

我們是靠血液運送氧氣和養分來維持身體機能的。將血液的渠道，即血管，保持在最佳狀態，讓血液循環順暢，是維持身體健康的重點。

吃蔬菜湯的話，可藉兩項機制來保護血管，促進血液循環。一個是前面提過的利用植化素等抗氧化物質來防止氧化。只要防止可傷害血管的壞膽固醇（低密度脂蛋白）氧化，就能防止動脈硬化。

另一個是蔬菜中的硝酸鹽及亞硝酸鹽。硝酸鹽及亞硝酸鹽是從蔬菜等的肥料

「氮」成分來的，小松菜、菠菜、蘿蔔、甜菜等蔬菜都有豐富的含量。

硝酸鹽及亞硝酸鹽能被腸肉細菌轉換成「一氧化氮」（NO），或是與體內的亞麻油酸、次亞麻油酸等脂肪酸結合，變成「硝化脂肪酸」。硝化脂肪酸再被體內吸收，變成一氧化氮。

一氧化氮具有舒張血管而促進血液循環順暢的功能，也有消除活性氧的功能、防此血栓的功能。硝化脂肪酸同心臟病用藥「硝化甘油」一樣，有舒張血管、降低血壓的功能。

一氧化氮原本是血管內皮細胞製造出來的物質。內皮細胞位於血管的最內側，是構成與血液直接接觸之內皮的細胞。一氧化氮會將「芝麻開門！」訊號送到血管的肌肉（平滑肌），於是血管舒張，血流順暢，血壓就穩定了。

不過，血管製造一氧化氮的能力會隨年齡下降，再加上體內的活性氧越來越多，一氧化氮窮於應付而數量減少，導致血管變細而血壓上升。

蔬菜湯是一氧化氮的補給源，同時也可利用它的抗氧化物質來消除活性氧，延長體內一氧化氮的壽命，這會讓血管長保柔軟，防止動脈硬化及高血壓。

我的好友路易斯・J・伊格納羅（Louis J. Ignarro，美國藥理學者）等人，發現一氧化氮可以舒張血管、抑制血壓，因此於1998年榮獲諾貝爾生理醫學獎（註）。他們的研究，為心臟病等循環系統的治療發展，做出莫大貢獻

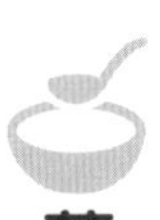

蔬菜湯是優質的高血壓預防餐

有部分學者曾經指出，亞硝酸鹽是誘發胃癌的致癌物質，但如今已證明出，胃癌的原因是幽門螺旋桿菌所引起的慢性感染。

亞硝酸鹽的抗氧化作用、降血壓作用已經明確獲得證實（2006年第五屆國際一氧化氮學會），從預防癌症、預防高血壓的觀點來看，可說是非常有用的物質。

2010年，美國匹茲堡大學醫學院的布魯斯・弗里曼教授針對日本飲食進行研究，發表極耐人尋味的報告。報告指出，就日本飲食而言，吃蔬菜料理的人，比起不吃的人，亞硝酸鹽的血中濃度上升二倍左右，血壓明顯降低。因此可

註：這項關於一氧化氮的研究，除了伊格納羅博士，還有羅伯・佛契哥特（Robert Francis Furchgott）博士、斐里德・穆拉德（Ferid Murad）博士共同獲獎。

以說，大量使用蔬菜且味道清淡的日本飲食，是一種能夠保持血管年輕的優質高血壓預防飲食。我認為，蔬菜湯也應列入可保護血管的日本優質飲食之一。

只要煮成蔬菜湯，就能輕鬆攝取具有調整腸內環境功能的膳食纖維

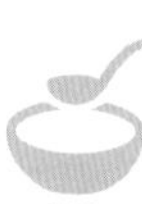

排便順暢，就能抑制血糖飆升

蔬菜湯最適合用來攝取現代人多半缺乏的膳食纖維。

從預防生活習慣病的觀點來看，成人理想的膳食纖維攝取量為一天24g以上。不過，根據日本厚生勞働省的調查（註），現狀的平均攝取量是14g左右，顯然幾乎所有人皆處於膳食纖維不足的狀況。

要消除膳食纖維攝取不足的最簡單方法，就是喝蔬菜湯。膳食纖維可分為水溶性膳食纖維與非水溶性膳食纖維兩大類，各有不同功能，喝蔬菜湯的話，可以兩者一併攝取。

註：二十歲以上的中央值。日本厚生勞働省於二〇一六年所做的國民健康及營養調查報告。

水溶性膳食纖維有富含於蔬菜及水果中的果膠、昆布及海帶芽中的褐藻醣膠（Fucoidan）、寒天的瓊脂糖（Agarose）、蘑菇類的β-葡聚糖、牛蒡的菊糖（Inulin）等。

至於功效，水溶性膳食纖維溶於水中就變成凝膠狀，會延遲腸道內糖的吸收，抑制血糖飆升，防止胰島素過度分泌。此外，它還能防礙鈉、膽固醇的吸收，預防高血壓、脂質異常、動脈硬化等各種疾病。

非水溶性膳食纖維多富含於蔬菜、穀類、豆類中，有木質素（Lignin）、纖維素（Cellulose）、半纖維素（Hemicellulose）等。半纖維素有β-葡聚糖、聚戊糖（Pentosan）、木葡聚醣（Xyloglucan）等多種。

非水溶性膳食纖維的保水性高，可吸收水分而膨脹，增加糞便的體積。這個功用可以刺激大腸而排便順暢。此外，它可以吸住水銀等重金屬、致癌物質等有害物質，然後隨糞便一起排泄出去，因此可預防大腸癌。

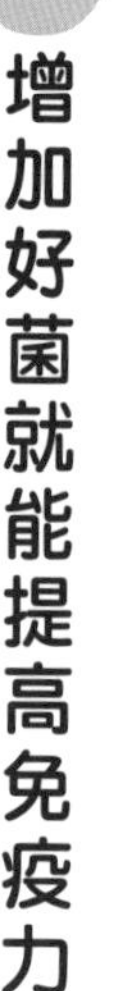

增加好菌就能提高免疫力

根據近年的研究，腸內好菌比較多，免疫力就會提高。水溶性膳食纖維與非水溶性膳食纖維都能夠增加好菌，有益維持免疫力。

水溶性膳食纖維具有將可殺死癌細胞的白血球直接活性化的功能，這點我已實驗確認過了。

實驗的方法是，從實驗鼠的血液中分離出可殺死癌細胞的NK細胞、T細胞、嗜中性球、巨噬 胞等的白血球，然後將香菇的水溶性膳食纖維溶液直接加在這些上面，得到白血球活性化的結果。

亦即，水溶性膳食纖維具有增加好菌、讓白血球直接活性化的功效，於是被認為能夠預防癌症。

膳食纖維具有如此重要的功能，但因飲食文化改變，現代人多半缺乏膳食纖維，因此有刻意攝取之必要。如果是含有大量蔬菜的蔬菜湯，便能輕輕鬆鬆地攝取膳食纖維了。

第7章

蔬菜湯可抑制老化及生活習慣病造成的「慢性炎症」

會慢慢傷害血管、臟器，招來動脈硬化、糖尿病、癌症的「慢性炎症」，到底是什麼？

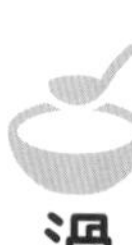

過度的防禦反應引發「慢性炎症」

最近研究顯示，在我們體內到處產生的「慢性炎症」，會引發糖尿病、動脈硬化等生活習慣病，以及老化等。

慢性炎症的發生也是與活性氧息息相關，因此可望藉蔬菜湯來加以抑制。接下來，我說明一下什麼是「炎症」。

炎症就是俗稱的發炎，分為「急性炎症」與「慢性炎症」。急性炎症是臨時發生的病症，原因很多，如病毒或細菌的感染、受傷、燒燙傷、毒物的攝取等。

比方說，感染流行性感冒病毒的話，為保護身體，免疫系統會開始作用，白血球（血液細胞的一種）會釋放出活性氧，殺死外敵病毒。活性氧能清除病毒，但同時也會傷害周圍組織而引起發炎。

發炎後，為修復受傷的組織，身體會分泌各種物質，其中幾種會擴張血管，於是血液流量增加，從血管滲漏出去的物質也會增加，導致腫痛、發癢、發燒等。

罹患流感就算肌肉關節疼痛、發燒，也是幾天就不痛且退燒，這是因為免疫系統清除病毒後，活性氧就不會釋放出來，發炎就痊癒了。急性炎症可說是身體的一種防禦反應。

另一方面，慢性炎症是在體內持續很久的一種微弱發炎。原因和急性炎症一樣，只是會持續幾個月，甚至幾年。

持續發炎的要因，是免疫系統的控制功能壞掉所引起的過度反應。免疫系統一旦反應過度，即便病毒、細菌已經沒有了，仍會不停釋放活性氧，導致組織受傷，發炎慢性化。此外，身體的抗氧化力低下，活性氧增加過多，也會造成體內氧化而引起發炎。

什麼是「炎症」？

急性炎症

一時的疼痛或腫脹，多半會伴隨發燒。這是人體的防禦反應。

原因來自病毒或細菌的感染、異物的入侵、被蜜蜂等昆蟲叮咬、受傷、燒燙傷等。

此外，要是接觸到會引起過敏的物質，也會誘發免疫反應而發炎。

慢性炎症

通常是特定部位發生持續性且較輕微的發炎。

原因同急性炎症一樣。

由於是長期持續發炎，等於長期暴露在活性氧的攻擊中。

結果，DNA的損傷、基因突變、各種酵素活性的失調，以及，活性氧與一氧化氮同時產生，兩者化合產生過氧亞硝基（$ONOO^-$）。過氧亞硝基的氧化力最強，會破壞DNA和蛋白質（酵素）。話說「癌症是一種無止境的炎症」，長期持續的發炎狀態（慢性炎症），是肝臟、胃、膽囊、膽管、胰臟等消化系統罹癌的原因。

同一部位持續發炎下去，就會傷害到細胞和基因，小病釀成重大疾病，例如從慢性肝炎變成肝功能不全、肝癌，或是從慢性胃炎、胃潰瘍變成胃癌等。

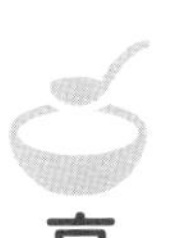

高血糖也是慢性炎症的原因

高血糖也是慢性炎症的原因。葡萄糖在血中的濃度過高，便會產生葡萄糖與血液、身體的蛋白質結合的化學反應，稱為「糖化」。這種糖化的機轉也與活性氧有關。

糖尿病的檢查項目中，有一種叫做「糖化血色素」（ＨｂＡ１ｃ），這是紅血球中的血紅素這種蛋白質與血液中的糖相結合，變成一種糖化蛋白質。「糖化血色素」是糖化的指標。換句話說，「糖化血色素」的數值高，表示構成各身體組織的蛋白質也都受到糖化的傷害中。

糖化程度越高，大腦、心臟、腎臟等受到傷害而發炎，罹患腦中風、阿茲海默症、失智症、心肌梗塞、腎功能不全等疾病的可能性便大增。可以說，慢性炎症帶來的健康損害真是無以數計。

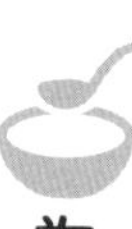

為全世界證實活性氧與炎症關係的第一人！

1989年，我藉實驗證實，活性氧會引起發炎，威脅生命。

根據德國細菌學家羅伯·柯霍的定義，成為感染症原因的病原體，必定存在受感染動物的感染病灶中。

我讓實驗鼠感染流行性感冒病毒，然後追蹤其過程，發現病狀嚴重惡化以致實驗鼠死亡時，其肺部細胞內並不存在致病的病毒。

沒有病毒，為什麼實驗鼠會死？我追查原因，得知實驗鼠的肺部大量產生「超氧化物」這種活性氧，因此引發肺炎。顧名思義，肺炎就是在肺部發生的炎症。

前面提過，當外敵入侵時，白血球會釋放活性氧來禦敵。這些實驗鼠的體內已經產生大量活性氧，對肺部造成傷害了。

我想，會不會病毒是導火線，實驗鼠死亡的真正原因是活性氧？於是，我將可消除活性氧的物質投到實驗鼠身上。結果，感染流感病毒的實驗鼠，95％都活下來了。

「殺死病毒感染宿主的，並非病毒，而是活性氧。」我是全世界首度以實驗證明此事的第一人。我在美國科學雜誌《Science》發表研究後，於全球各地造成轟動。

要抑制慢性炎症，蔬菜湯是最可靠的夥伴，因為它富含可抑制發炎的有效成分。這點，我於下一節再仔細說明。

蔬菜湯富含可抑制慢性炎症的成分，可預防胃炎、牙周病、糖尿病的惡化

肝癌的惡化程度因攝取蔬菜而減緩

吃蔬菜湯，可以攝取到抗氧化成分、抗發炎成分，因此可以抑制慢性炎症惡化，預防由發炎產生的疾病。

我為大家介紹一項佐證蔬菜效果的研究（1995年《Cancer Research》）。該研究針對台灣的B型肝炎病毒帶原者（感染病毒卻未出現症狀的人）進行為期8至10年的追蹤調查。

肝炎病毒的帶原者中，平均每週攝取蔬菜6次以上的人，比起六次以下的人，肝癌發生率減少4.7倍。這項結果真是帶原者的一大福音。

罹患胃炎、中耳炎、鼻炎、牙周病、氣喘、風濕關節炎等慢性炎症的人，每天吃蔬菜湯就能恢復健康或維持健康。沒有這些疾病的人，由於體內多少都有些發炎，因此也建議多喝蔬菜湯。

抑制慢性炎症的蔬菜有效成分

接下來，我要說明蔬菜湯中可抑制慢性炎症的主要成分。

＊植化素

蔬菜湯中富含植化素，可消除活性氧，抑制發炎。洋蔥、綠花椰菜、青椒、菠菜等含有豐富的黃酮類化合物，有抗發炎、抗菌、抗病毒作用，可抑制慢性炎症。

＊麩胱甘肽（Glutathione）

麩胱甘肽具有消除劇毒脂質自由基的功效，可預防癌症或炎症。其優異的抗氧化作用，目前已應用於慢性肝炎、白內障、口內炎、皮膚炎、潰瘍、動脈硬化的治療藥劑上。

麩胱甘肽有溶於水的性質，煮成蔬菜湯後可以有效攝取。從蔬菜湯中攝取到的麩胱甘肽，可被腸道吸收，隨血液運送到全身，發揮抗氧化作用、抗發炎作用。

巴西里、菠菜等黃綠色蔬菜中含有豐富的麩胱甘肽，其他如青椒、綠花椰菜的莖、白花椰菜、馬鈴薯中也都有。

＊膳食纖維

蔬菜湯中，富含可抑制糖分吸收的水溶性膳食纖維以及非水溶性膳食纖維（例如半纖維素、果膠等）。攝取膳食纖維可抑制糖分吸收，進而預防發炎。

蔬菜湯的攝取是國家級課題

前一節提高，慢性炎症的原因之一是高血糖，今天在日本，糖尿病患者及潛在患者合計高達近二千萬人。糖尿病惡化將招致腦中風、阿茲海默症、失智症、心肌梗塞、腎功能不全等重症，造成本人及家人的負擔自不待言，這些疾病的治療費用之龐大，也是相當嚴重的問題。

從這些觀點來看，可說攝取蔬菜湯——富含抗氧化作用、抗發炎作用的成分——的重要性，實為國家級課題。

關於蔬菜湯的常見問題Q&A

壓力鍋

Q 可以用壓力鍋煮蔬菜湯嗎？會不會讓植化素產生變化？

A 很多化合物會在高溫下分解，但需要時間。用壓力鍋煮的話，由於時間短，不必太在意植化素的變化，反而使用壓力鍋可以縮短烹煮的時間。

汆燙蔬菜的煮汁

Q 汆燙蔬菜時的煮汁，我總是捨不得丟，請問可以吃嗎？

A 植化素等抗氧化物質，的確會溶解於蔬菜的煮汁中，如果不在意，就拿來多加利用，如果覺得不好吃，不吃也無妨。建議以你覺得好不好吃來做判斷。

關於高湯

Q 我喜歡蔬菜高湯，但也喜歡柴魚高湯和雞高湯，可以用這類高湯來煮蔬菜湯嗎？效果會不會打折？

A 當然可以用柴魚高湯、雞高湯等各種高湯來煮蔬菜湯，這樣不但更美味，也更提高營養的均衡。請多加嘗試不同的高湯。雞骨和魚骨熬成的湯汁中，含有很多膠原蛋白及美味成分，具有促進食欲的效果。人們常說有益美容與健康的膠質，就是指加熱後溶解出來的膠原蛋白。

高湯塊

Q 蔬菜湯都是「不調味」的，我可以吃只有蔬菜、不加調味的蔬菜湯，但我先生和小孩的話，不調味就不吃。請問我可以用高湯塊來調味嗎？

A 習慣重口味的成人，以及正在發育的小孩，吃不調味的蔬菜湯可能覺得不夠味。如果他們能夠接受而願意吃，那麼使用市售的高湯塊也無妨。

除了蔬菜，還可以放入其他食材嗎？

Q 蔬菜湯是不是只能用蔬菜下去煮，否則效果大減？如果放魚或肉下去煮，效果會降低嗎？

A 在蔬菜湯中放入肉、魚、牛奶等，營養會更均衡。尤其是容易營養不良的病患及高齡者，更建議攝取加了蛋白質的蔬菜湯。加了蛋白質的蔬菜湯就變成可讓虛弱身體恢復元氣的「醫療級元氣湯」，因為雞骨和魚骨中，富含對皮膚和血管相當重要的膠原蛋白。

Q 可以放雞翅下去煮嗎？

A 雞肉中富含肌肉的能量來源，以及在保持肌肉方面具有重要功能的胺基酸「ＢＣＡＡ」。烹煮蔬菜湯時，請務必放雞肉，如果是雞翅，則含有可養顏美容的膠原蛋白。

Q 蔬菜湯中可以放進肉丸子、干貝、蝦子之類的嗎？

A 請盡量放你喜歡的各種食材。只要改變調理方法，蔬菜湯也能成為主菜。此外，我家的蔬菜湯都是打成濃湯，在早餐時吃，不是當成一道菜，而是喝咖啡、果汁等飲料般的感覺；由於要養成習慣每天喝，如果做法太複雜便不易持之以恆，因此我家的蔬菜湯雖然放了很多種蔬菜，但相對簡單，多半只用蔬菜煮成湯而已。

維生素C

Q 我一直認為蔬菜、特別是葉菜類都很不耐熱，蔬菜湯的維生素C不會被破壞掉嗎？

A 加熱會破壞蔬菜的維生素C，這種論點是錯誤的，它只能在實驗室中成立。如果單獨將維生素C做成水溶液後加熱，的確會立刻遭破壞，但是，蔬菜中的維生素C，是與維生素E、植化素（多酚）等其他抗氧化物質共存的，因此大部分都不會被破壞，會溶解在湯汁中。

保存

Q 沒喝完的蔬菜湯，我會放進冷藏庫保存，大約二到三天才會吃完。請問，放了幾天後，蔬菜湯的營養價值會不會改變？

A 為了每天都能不間斷地喝蔬菜湯，我們家都是一次做起來，然後放進冰箱保存。有效成分雖會隨時間而多少產生變化，但放進冰箱冷藏二至三天應該不要緊。

不過，氧化會時時刻刻進行。即便是冷凍也會氧化，因此要放冷凍庫長期保存的話，可放大約刮耳勺一至二勺左右的維生素C來防止氧化。

植化素與加熱

Q 我會將喝不完的蔬菜湯保存起來，請問，重新加熱會減少它的有效成分嗎？

A 植化素很耐熱，因此重新加熱也幾乎不會被破壞，但要注意氧化，氧化是與時俱進的。長期保存時，建議加入刮耳勺大約一至二勺左右的維生素C。

農藥

Q 我知道要多攝取蔬菜，但很擔心農藥的問題。

A 因為每天都要吃，當然要選擇無農藥（減農藥）的蔬菜，或是有機蔬菜。話雖如此，我們家都是在附近超市及公路休息站購買，而且只用清水洗乾淨，倒沒特別去想農藥的問題。

如果擔心農藥問題，現在有些宅配服務會專門配送講究栽培方法的蔬菜，不妨多加利用。

鐵質

Q 前田教授在前一本著作中寫道：「宜避免過度攝取鐵質。」常聽到有人因為缺鐵而健康出問題，這到底是怎麼回事？

A 研究證實，過多的鐵質會與過氧化脂質產生反應，引發會導致癌症的「脂質自由基」。每個月因月經來潮而流失鐵質的女性可以適度補充，但停經後的女性及成人男性，體內容易累積鐵質，因此不必擔心缺鐵。反之，從防癌的觀點來看，應該少吃鐵質豐富的肝、紅肉、魚肉的暗紅色部分。

血鉀濃度過高

Q 我的血鉀濃度偏高，這樣可以喝蔬菜湯嗎？會不會造成腎臟負擔呢？

A 因腎臟病等而受到攝取鉀離子限制的人，我想，醫院會指導你該如何攝取蔬菜才對。每位患者的病況及年齡不同，因此，能不能喝蔬菜湯很難一概而論。如果不喝恐有營養不良之虞，為慎重起見，請向主治醫師諮詢。

煮蔬菜湯的器具

Q 最近有一種調理器具，只要將新鮮蔬菜放進去，就能煮出蔬菜湯，也能加熱來喝。請問可以用這種器具來煮嗎？

A 能夠持續攝取蔬菜湯最重要，因此，如果利用這種器具能夠幫助你持之以恆，那就多多利用吧。

冷凍蔬菜

Q 蔬菜在煮之前先冷凍，不是更容易破壞細胞膜嗎？超市等賣場都可以買到冷凍蔬菜，可以用來煮蔬菜湯嗎？

A 理論上確實如此，但只要蔬菜湯只要將蔬菜放入水中煮沸，簡單又能攝取到營養，而且十分經濟。切好的冷凍蔬菜在冷凍中仍然會氧化，這點須特別注意。

煮沸之前轉小火的原因是什麼？

Q 煮蔬菜湯時，會在煮沸之前轉小火，是因為不能煮到沸騰嗎？

A 煮沸之前轉小火是為了避免湯汁外溢。煮沸後請用小火繼續煮。

胃痛

Q 將蔬菜湯打成濃湯後，由於呈糊狀而好入喉，我每天都咕嚕咕嚕喝三次，結果胃痛，但改成保留蔬菜形狀的「好料湯」後，胃就不再痛了。這是怎麼回事？

A 將蔬菜打成濃湯，蔬菜就變得又細又滑順，是一種好消化、不造成胃腸負擔的調理方法。但這樣還會胃痛的話，我想是你當天身體狀況不佳的關係吧。

結語

去年秋天，《最強抗癌蔬菜湯：世界抗癌藥研究權威傳授！一天兩碗，輕鬆預防癌症、有效改善生活習慣病！》出版以來，我收到許多讀者分享的體驗談，非常有意思，真是太感謝了。

令我感到不可思議的是，有人說：「沒想到一位抗癌藥劑的專家會建議大家用蔬菜湯來防癌。」、「抗癌藥劑的開發專家為什麼會對預防癌症如此熱衷？真是意外。」

例如有一位牙醫師寫信給我，信中提到：

「一位致力於研發抗癌藥劑的人所大力推薦的防癌方法竟然是喝蔬菜湯！實在太意外，到底怎麼回事呢？我就抱著這樣的好奇一路讀下去了。」

針對各位的「為什麼」、「意外」，我就借這裡一一解答。

我之所以透過寫作及演講活動，不斷呼籲大家防癌，原因就是我越研究越深深感到癌症之棘手。因此，我認為第一要務是防癌。

將平日研究所得的成果推廣到全世界，對防癌盡一分心力，是我們科學研究者的義務。更何況，我一直認為，除了開發抗癌藥劑，也必須提倡防癌之道。

日本人視專業領域的「一門深入」為一種美德。的確，這種「一門深入」有培養忍耐力的優點。

但另一方面，這種「一門深入」也有視野狹隘之虞。只對自己的專業領域感興趣，容易陷入「見樹不見林」之憾。

日本的學生都是一開始就以當醫師為職志而進入醫學系，但在美國，先讀了四年的機械工程、美術或哲學，然後才進入醫學院的人並不罕見，很多科學家都是橫跨多重專業領域。在其他領域累積經驗，能夠開拓視野，產生嶄新的想法。

最佳例子就是發明聽診器的法國醫師雷・奈克（Rene Laennec）。他曾經是

註：multidisciplinary

一名長笛演奏者，音樂造詣極深，能夠聽辨聲音的細微差異，因而開發出能夠正確聽取心臟聲音的聽診器（當然，眾說紛紜）。

幸運的是，我也在各種不同領域中累積了經驗。

我在日本東北大學農學部食糧化學科學習食品的機能成分，然後赴美留學，研究蛋白質化學，碩士畢業後，開始研究微生物學。

我在醫學部的二十年間，除了研究感染症，還與臨床團隊共同利用血管造影（註），每週進行肝癌治療的研究——將我發明的「SMANCS」肝癌治療藥劑注射到動脈。這些經驗成為後來我在抗癌藥劑研發上的重要資糧。

將顯影劑注射到動脈中，就能藉由X光線透視藥劑在人體內的移動情形。開始透視的一兩分鐘，藥劑的確從血管進入癌組織（腫瘤），但三分鐘後，藥劑便流進血液中，離開癌組織，也就是說，藥劑沒送到癌組織。

註：將一種導管（catheter）放入血管中，然後讓顯影劑從導管流出來，同時利用X光線裝置來攝影，以檢查血管的形狀及血液流動的情形。

所謂的「創藥研究」，就是製造藥劑的人在試管中觀察藥劑的作用。但是臨床上，我們看不到藥劑在人體內的活動情形，因此無從得知藥劑沒奏效的原因。即便確診出「癌在這裡」，但藥劑不能停留在病灶，自然無法奏效。

我能夠藉血管造影來觀察藥劑的流動情形，於是思考：「要如何才能讓藥劑留下來呢？」進而想到加大藥劑分子量，終於發現「EPR效應」（利用分子的高滲透性、長滯留性這種特性而命名）這個重要現象。這個發現再促成了能在不傷害患者身體情況下發揮效果的世界第一個高分子抗癌藥劑「SMANCS」的成功開發。

在微生物學的研究方面，我利用感染流行性感冒病毒的實驗鼠來進行實驗，終於證實牠們的真正死因是活性氧。

回顧一路走來的研究生活，我認為是我涉獵各方面的學問，與各領域的人士交換意見，才能產生新的發想，並且找到實現方法。

百病之源「活性氧」是一種眼睛看不見的東西，但我研究蔬菜的抗氧化物質，發現蔬菜湯具有消除活性氧的作用。吃蔬菜湯可以提高身體的抗氧化力，還能預防癌症、老化以及各種生活習慣病。

作為擊退活性氧的良方，我寫出這本《防疫抗癌！最強蔬菜湯》，希望它能送到各位手中，這是我身為作者的至高榮幸。

參考文獻

・《活性酸素と野菜の力》（暫譯：活性氧與蔬菜的力量） 前田浩著 金澤文子協助執筆 幸書房

・《がん治療革命「副作用のない抗がん剤」の誕生》（暫譯：癌症治療革命「無副作用抗癌劑」誕生） 奥野修司著 文藝春秋

・《青木八郎記念予防医学 広報助成事業団 疫学・予防情報 第10巻》（暫譯：青木八郎紀念預防醫學宣傳助成事業團 流行病學、預防資訊 第10巻）三重大學醫學部附屬醫院疫學中心

・《Newton》２０１７年10月號 Newton Press

・《老後と介護を劇的に変える食事術》（暫譯：可大幅改變老後生活及照顧工作的飲食術） 川口美喜子 晶文社

前田　浩

熊本大學榮譽教授、大阪大學醫學研究所特聘教授、東北大學專案教授、財團法人Biodynamic研究所理事長。

一九三八年出生於日本兵庫縣。兵庫縣立龍野高等學校、東北大學農學部畢業後，申請到「傅爾布萊特計畫」獎學金，前往美國加州大學戴維斯分校深造，取得碩士學位。回國後，在東北大學大學院農學研究科及醫學部細菌學教室進行研究，取得農學博士、醫學博士學位。曾經擔任哈佛大學癌症研究所（現為Dana Farber癌症研究所）主任研究員、熊本大學醫學部教授。

在Drug Delivery System（DDS　※1）研究領域為世界先驅、第一把交椅。二〇一六年以「發現治療癌症之高分子藥物的血管滲透性、滯留性效應（EPR效應 ※2）」研究，榮獲湯森路透引文桂冠獎〈化學部門〉（※3），也因獲選為世界前五人而被預測為諾貝爾化學獎得主。曾獲高松宮妃癌研究基金學術獎、日本癌學會吉田富三獎等多種獎項。

研究領域為高分子藥劑、癌症防治、自由基（特別是活性氧、一氧化氮）、DDS等。曾任日本防癌學會會長、日本細菌學會會長、日本DDS學會會長、國際一氧化氮學會會長等職。

※1： DDS
控制體內藥物傳輸與釋放的藥物傳遞系統。僅取出特定的作用，並且僅傳輸至疾病的局部（例如癌組織的局部），就會提高藥劑的治療效果。此外，可減輕副作用，亦可望減少醫藥費用。

※2：EPR效應
發現高分子藥劑會選擇性地聚集於癌組織，且長時間滯留其中，然後將此現象命名為「EPR效應」並廣為提倡。可說是一種將藥劑專程送達癌組織的基本原理。善用「EPR效應」可望增強抗癌藥劑的效果並減輕副作用。

※3：湯森路透引文桂冠獎
美國的調查公司「湯森路透」（二〇一七年改名為「科睿唯安」（Clarivate Analytics）使用世界最高水準的學術文獻資料庫，從學術論文的引用次數等，選出被視為諾貝爾獎等級的研究者，以表彰其卓越的研究成果。獎項分為物理學、化學、生理學或醫學、經濟學等領域。

古澤靖子

料理研究家、造型家。曾拜料理研究家堀江泰子、堀江廣子兩人為師，後來獨立創業。發想出許多簡單且無負擔的健康家庭料理，亦從事書籍、廣告中的食譜開發等工作。

TITLE

防疫抗癌！最強蔬菜湯

STAFF

出版	瑞昇文化事業股份有限公司
作者	前田浩　古澤靖子
譯者	林美琪
總編輯	郭湘齡
文字編輯	徐承義　蕭妤秦
美術編輯	許菩真
排版	靜思個人工作室
製版	明宏彩色照相製版有限公司
印刷	桂林彩色印刷股份有限公司 紘億彩色印刷有限公司
法律顧問	立勤國際法律事務所　黃沛聲律師
戶名	瑞昇文化事業股份有限公司
劃撥帳號	19598343
地址	新北市中和區景平路464巷2弄1-4號
電話	(02)2945-3191
傳真	(02)2945-3190
網址	www.rising-books.com.tw
Mail	deepblue@rising-books.com.tw
本版日期	2020年5月
定價	280元

ORIGINAL JAPANESE EDITION STAFF

カバー	ニクスインク（二ノ宮匡）
本文	鳴島幸夫
レシピ考案・料理・スタイリング	古澤靖子
料理撮影	加藤しのぶ　菅澤健治　前田浩
図版制作	モッカン都市
ライティング	斉藤季子　岩崎裕朗
編集	岩崎裕朗

國家圖書館出版品預行編目資料

防疫抗癌!最強蔬菜湯 / 前田浩, 古澤靖子作 ; 林美琪譯. -- 初版. -- 新北市 : 瑞昇文化, 2020.03
176面 ; 14.8 x 21公分
ISBN 978-986-401-403-3(平裝)

1.食療 2.湯 3.蔬菜食譜

418.914　　109002560